뇌 훈련·간병 예방에 도움되는

쉬운 색칠 그림

과일 편

YASASHII NURIE KUDAMONO HEN
Supervised by Kikunori Shinohara, Illustrated by Takeemon Sato, Shino Kitahara
Copyright © SEKAIBUNKA HOLDINGS INC., 2015
Originally published in Japan by SEKAIBUNKA HOLDINGS INC.
Korean translation rights arranged with SEKAIBUNKA Publishing Inc.
through Japan UNI Agency, Inc., Tokyo and Tony International, Seoul

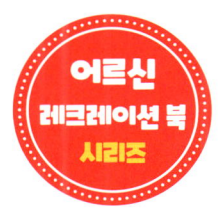

뇌 훈련·간병 예방에 도움되는

쉬운 색칠 그림

과일 편

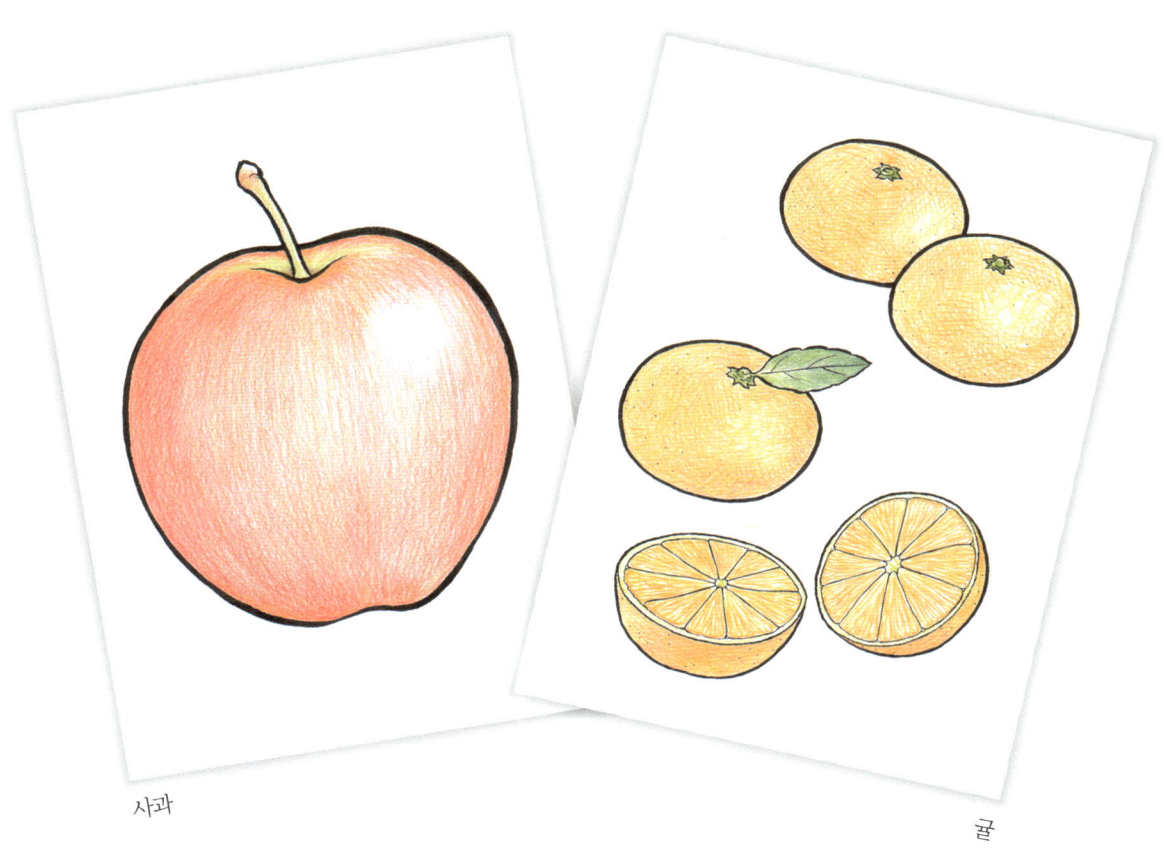

사과

귤

Vitamin Book
헬스케어

그림 색칠하기는 뇌를 활성화시킨다!

인간의 뇌는 나이와 상관없이 계속 성장할 수 있다는 것을 아십니까? 뇌를 단련시키면 더욱 활성화되고 그 기능이 좋아진다는 것은 이미 뇌 과학에서 증명되었습니다. 뇌 신경과학과 응용 건강과학에 해박한 시노하라 교수는 이렇게 말합니다.

■ 나이와 함께 향상되는 뇌가 있다!

'나이를 먹으면 뇌는 쇠퇴한다'고 생각하십니까? 하지만 나이를 먹을수록 좋아지는 뇌 부분도 있습니다. 지혜나 지식, 경험은 나이를 먹을수록 축적됩니다. 따라서 업무를 관리하고 사람을 다루는 능력은 나이를 먹을수록 향상됩니다.

기억력을 예로 들면, 새로 배운 것을 기억해내는 힘은 나이를 먹으면 저하됩니다. 하지만 기억한 것을 선택지 중에 고르는 힘은 젊은이나 고령자나 차이가 없습니다.

뇌는 몇 살이 되었든 성장합니다. 생각이 안 날 때 나이를 탓하며 포기하지 말고, 기억력은 좋아질 수 있다고 스스로 응원하고 노력해 봅시다.

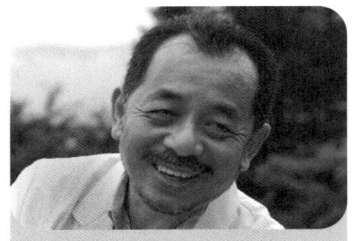

시노하라 키쿠노리(篠原菊紀)
- 스와 이과대학(公立諏訪東京理科大學) 정보응용공학과 교수
- 나가노현 치노시(茅野市) 출신. 도쿄대, 동 대학원 교육학연구과 수료
- 어린이부터 고령자를 대상으로 뇌 훈련, 공부법, 인지기능 저하 예방, 업무능력 향상에 관해 저술 및 교재를 개발함.
- 저서 : 〈1일 10분! 성인 뇌 훈련 명작 따라 그리기〉, 〈뇌 활성화 드릴〉 시리즈, 〈바로 하는 뇌로 바꾸는 37가지 습관〉 등

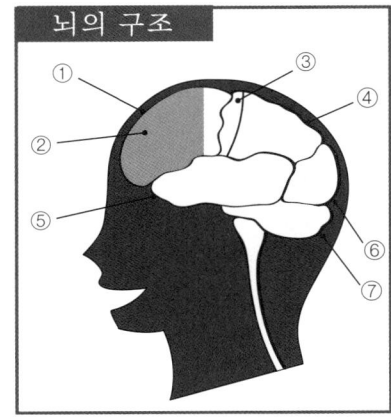

뇌의 구조

■ 뇌를 활기 있게 하는 네 가지 방법

① 머리를 제대로 사용한다 : 기억이나 정보를 일시적으로 유지하면서 어떤 작업을 행하는 워킹메모리(working memory)라는 기능을 훈련시키는 것이 중요합니다. 고령자라도 이 기능을 향상시키면 뇌의 힘을 전반적으로 키울 수 있습니다.

② 몸을 제대로 움직인다 : 유산소 운동이나 근육 운동을 늘립니다. 집에서 운동(근육 운동뿐 아니라 가사 포함)을 많이 하는 사람은 알츠하이머병에 잘 걸리지 않는다는 연구 결과도 있습니다.

③ 식사에 신경을 쓴다 : 생활습관병을 예방하고 치료하는데 효과적인 식사가 뇌를 지키고 훈련시키는 데 도움이 됩니다. 생선·야채·닭고기·과일 등을 많이 섭취하고 지방이 많은 음식은 자제하도록 합니다.

④ 사람들과 적극적으로 관계를 유지한다 : 사람과의 관계가 뇌를 지켜줍니다. 혼자 숨어 있지 말고 적극적으로 밖으로 나갑시다.

■ 그림 색칠하기로 뇌를 훈련시키자!

그림 색칠하기는 모양과 색상 등을 식별하는 후두엽을 활성화시킵니다. 그리고 그림 색칠하기에 동반되는 작업은 신체 컨트롤을 관장하는 선조체(線條體)와 소뇌 그리고 운동야(運動野)와 전두엽 등에 분포하는 계통을 단련시킵니다. 최근 연구에 따르면 뭔가 하려는 의욕은 선조체에 자리하고 있다는 것이 밝혀졌습니다. 뇌의 이 부분을 단련시키는 일은 능력을 높이는 것뿐만 아니라 의욕을 끌어모으는 것이 됩니다. 그림 색칠하기 작업을 통하여 뇌를 제대로 사용하고 이를 지속하는 것도 중요하며 뇌에 긍정적인 효과를 촉진합니다.

뇌의 기능

① 전두엽 : 사고·운동·언어를 담당한다.

② 전두전야(前頭前野) : 전두엽에 있는 부분으로 생각하는 일, 커뮤니케이션이나 감정 조절, 의사 결정, 행동의 억제, 주의나 의식을 관장한다. 퍼즐이나 그림 색칠하기 등을 하면 특히 활성화된다.

③ 체성감각야(體性感覺野) : 피부, 운동, 평형 감각을 담당하는 곳이다.

④ 두정엽 : 손발의 지각, 움직임의 지각, 계산을 할 때 작용한다.

⑤ 측두엽 : 청각, 인식, 의미·언어를 듣고 분간한다. 글자나 언어를 사용한 퀴즈로 언어 영역이 자극받는다.

⑥ 후두엽 : 시각, 이미지를 인식한다. 그림이나 도형을 주의 깊게 관찰하면 자극받는다.

⑦ 소뇌 : 운동 조절, 언어나 사고 등의 지적인 처리 작업에서 중요한 역할을 수행한다.

뇌에 관련된 이야기
- 시노하라 교수

기억해낼 때마다 바뀐다?
기억은 말 전달 게임

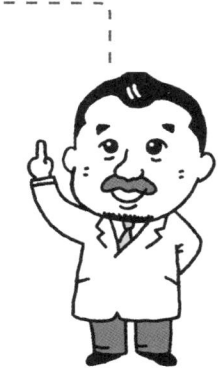

"결혼할 때 세계일주 여행을 시켜준다고 약속했죠?"
"아냐, 아타미(온천으로 유명한 도시)라고만 했어."
"분명 세계일주 여행이라고 그랬어요."

이것은 저희 부부에게도 가끔 일어나는 다툼입니다. 아내도 저도 자신의 기억이 정확하다고 확신하고 있습니다. 진실은 하나일 텐데 이런 다툼이 일어나는 이유는 무엇 때문일까요?

기억의 정착, 즉 어떤 일을 오래 기억하기 위해서는 반복이 필요합니다. 기억은 반복하여 생각해낼 때마다 내용이 변화하는 것입니다. 그러므로 반복하여 정착된 기억이란 사실은 새로 창작된 기억입니다.

노스웨스턴대학의 브리지 박사 팀은 70명의 피실험자를 대상으로 기억 실험을 진행했습니다. 첫째 날은 컴퓨터 모니터상으로 180개의 물건 배치를 기억하도록 했고, 둘째 날은 첫째 기억 테스트를 했고, 셋째 날은 두 번째 기억 테스트를 했습니다. 그 결과 그들은 둘째 날에 물건의 배치를 거의 기억하지 못했습니다. 재미있는 사실은 셋째 날 테스트에서 첫째 날의 정확한 배치보다는 둘째 날의 잘못된 배치와 비슷한 결과가 나왔다는 것입니다. 셋째 날 기억은 첫째 날 기억이 아닌 둘째 날의 연장선으로 기억이 이루어진 것입니다.

기억은 말 전달 게임과 비슷합니다. 다른 이에게 특정한 단어의 전달이 이루어질 때마다 내용이 바뀌어 버리는 것이죠. 우리의 기억은 불러올 때마다 불안정해져서 '아타미'가 '하와이'로 다음엔 '유럽'이 되고 그 다음엔 '세계일주'라는 식으로 조금씩 덧칠해져 바뀌는 것이죠.

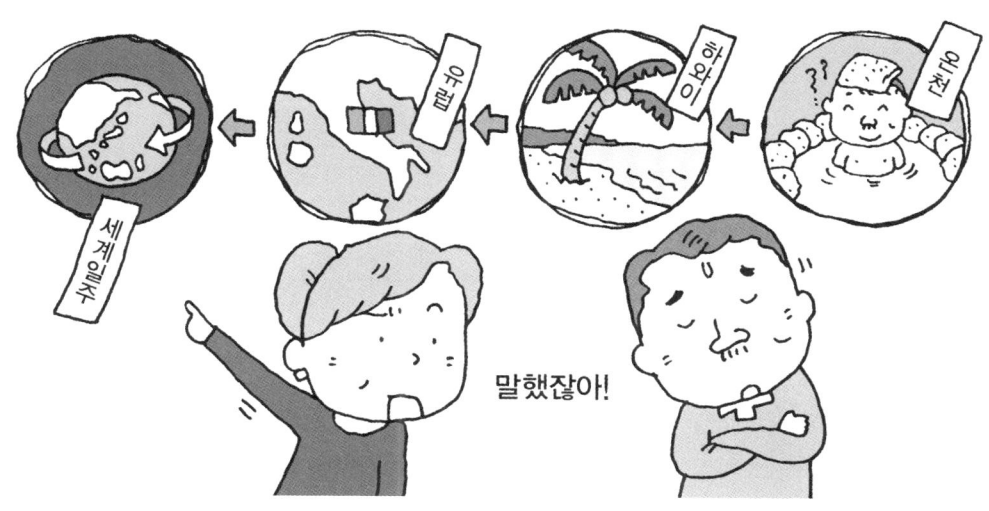

이 책의 특징

그림에 단지 색칠만 하는 것이 아니라 계절마다의 과일을 즐기며 정경을 떠올리면서 색칠을 합시다. 이 책에는 뇌를 활성화시키는 다양한 장치가 숨어 있습니다.

1

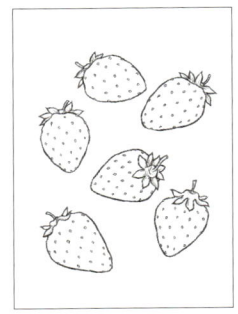

그림 색칠하기

- 마음에 드는 그림을 골라 색칠을 해 보세요.
- 제철 순서로 나오므로 처음부터 색칠을 해도 좋습니다.
- 복사해서 사용하면 여러 번 사용할 수 있습니다. 완성한 날짜와 이름을 적어놓으면 기념이 됩니다.

2

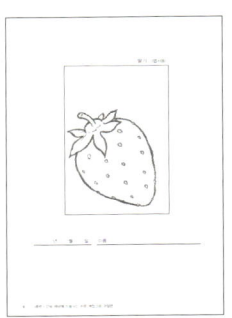

그림엽서 색칠하기

- 색칠을 하면 그대로 그림엽서가 되는 사이즈입니다. 짧은 글을 적어 봅시다.

3

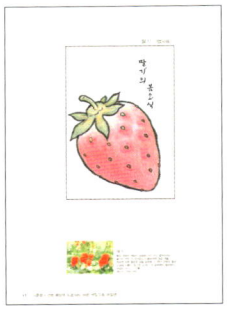

과일 사진과 특징

- 해설과 사진을 첨부했고 과일의 특징과 효능, 읽을거리가 있어서 더욱 즐겁게 색칠할 수 있습니다.
- 맛있는 계절도 소개했습니다.

4

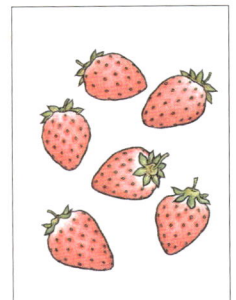

채색 견본

- 견본을 보고 똑같이 색칠하는 작업은 동시에 세부적으로 주의를 기울이므로 뇌가 활성화된다고 합니다. 견본을 보면서 색칠해 봅시다. 물론 자기만의 색깔로 칠해도 됩니다.
- 손쉽게 세밀한 부분도 칠하기 위해서 색연필을 권합니다. 이 책에서는 24색 색연필을 사용했습니다. 여러 가지 도구로 색칠하는 방법을 즐겨보십시오.

목차

감수자의 말 ·4

뇌에 관련된 이야기 ·5

이 책의 특징 ·6

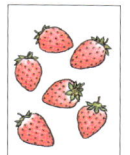 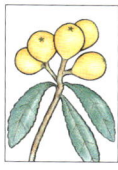 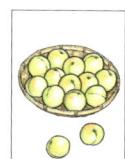 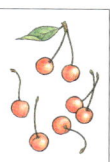 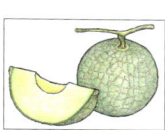 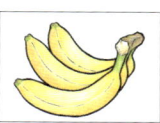 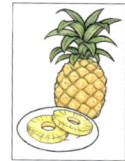

딸기 ·8 비파 ·12 매실 ·16 버찌 ·20 멜론 ·24 바나나 ·28 파인애플 ·32

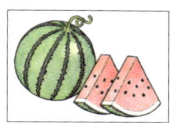 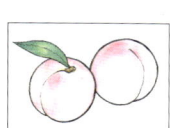 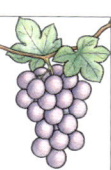 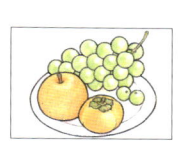 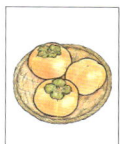 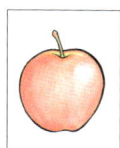 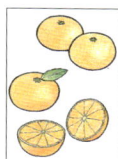

수박 ·36 복숭아 ·40 포도 ·44 배 / 감 / 포도 ·48 감 ·52 사과 ·56 귤 ·60

그림편지 ·64

캘린더 ·65

딸기

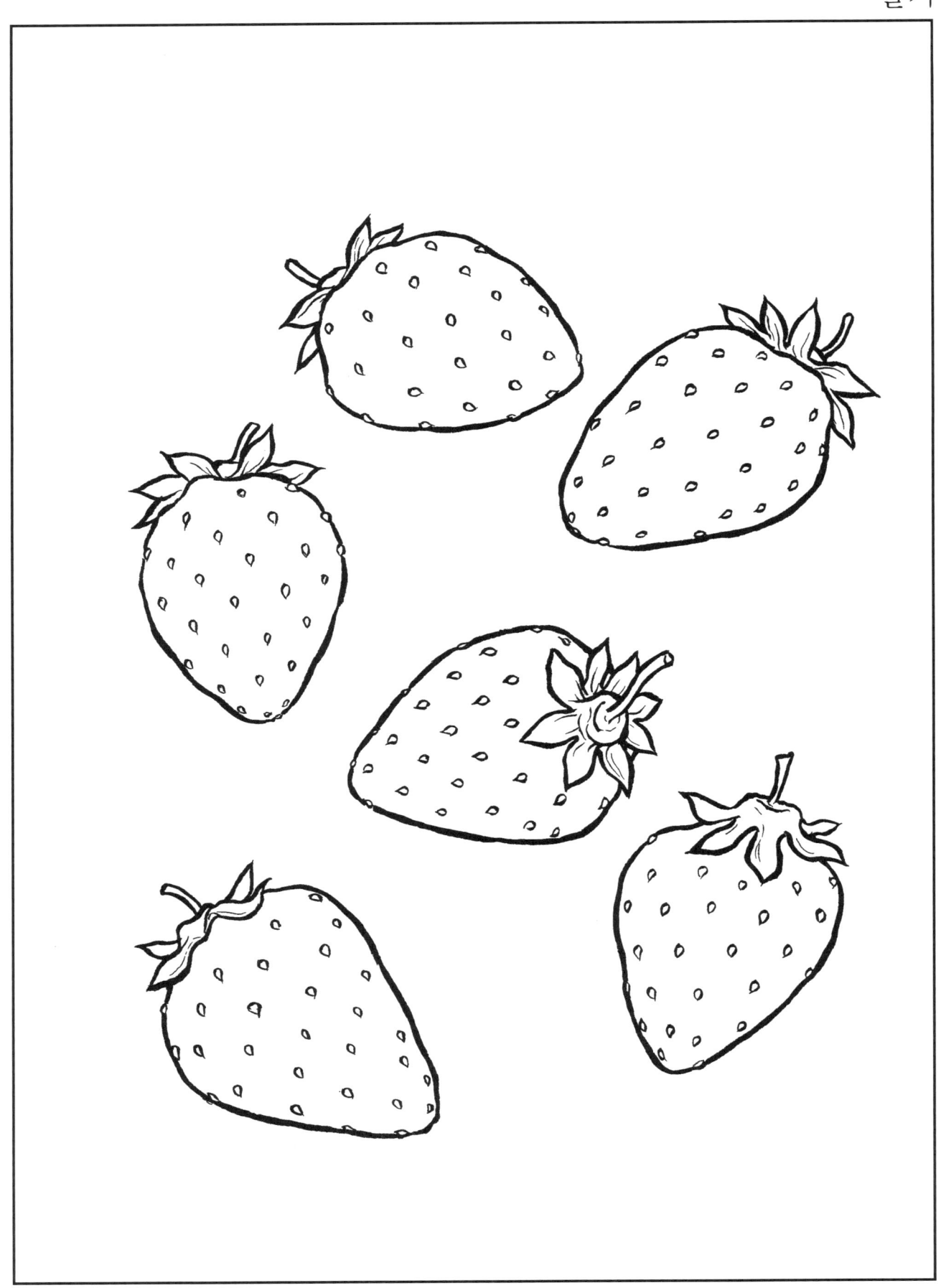

　　　　　　　년　　월　　일　　이름

딸기 (엽서용)

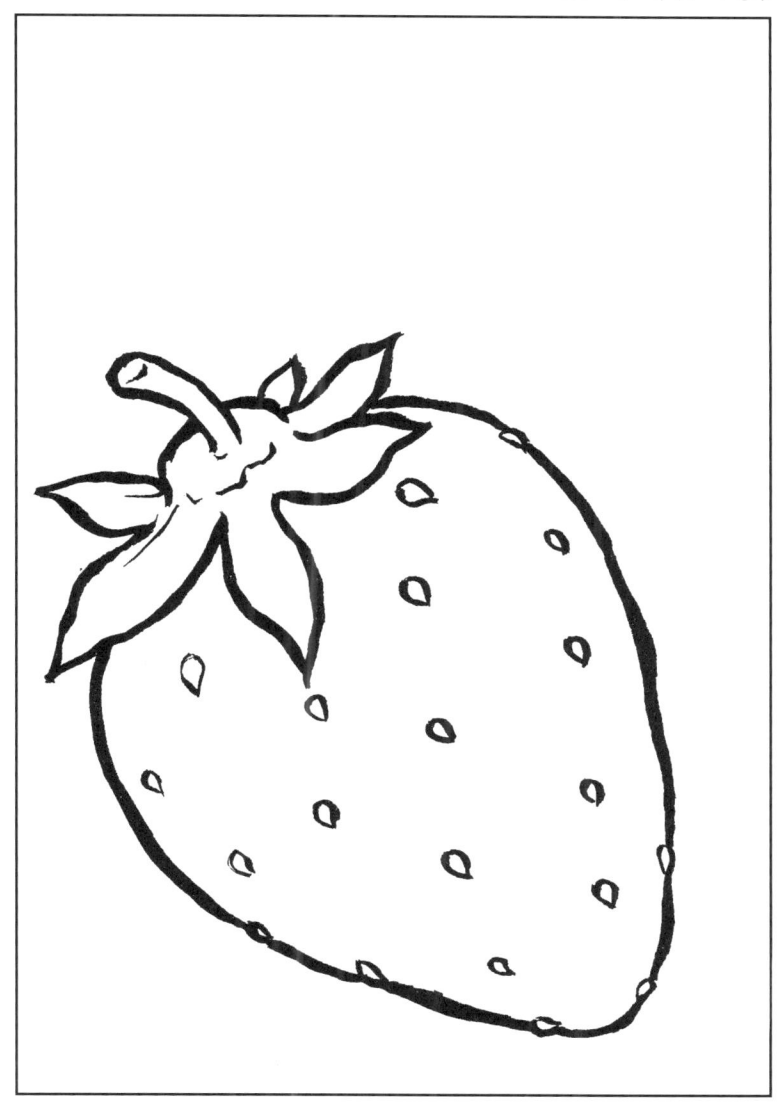

_____   년   월   일   이름 _____

딸기

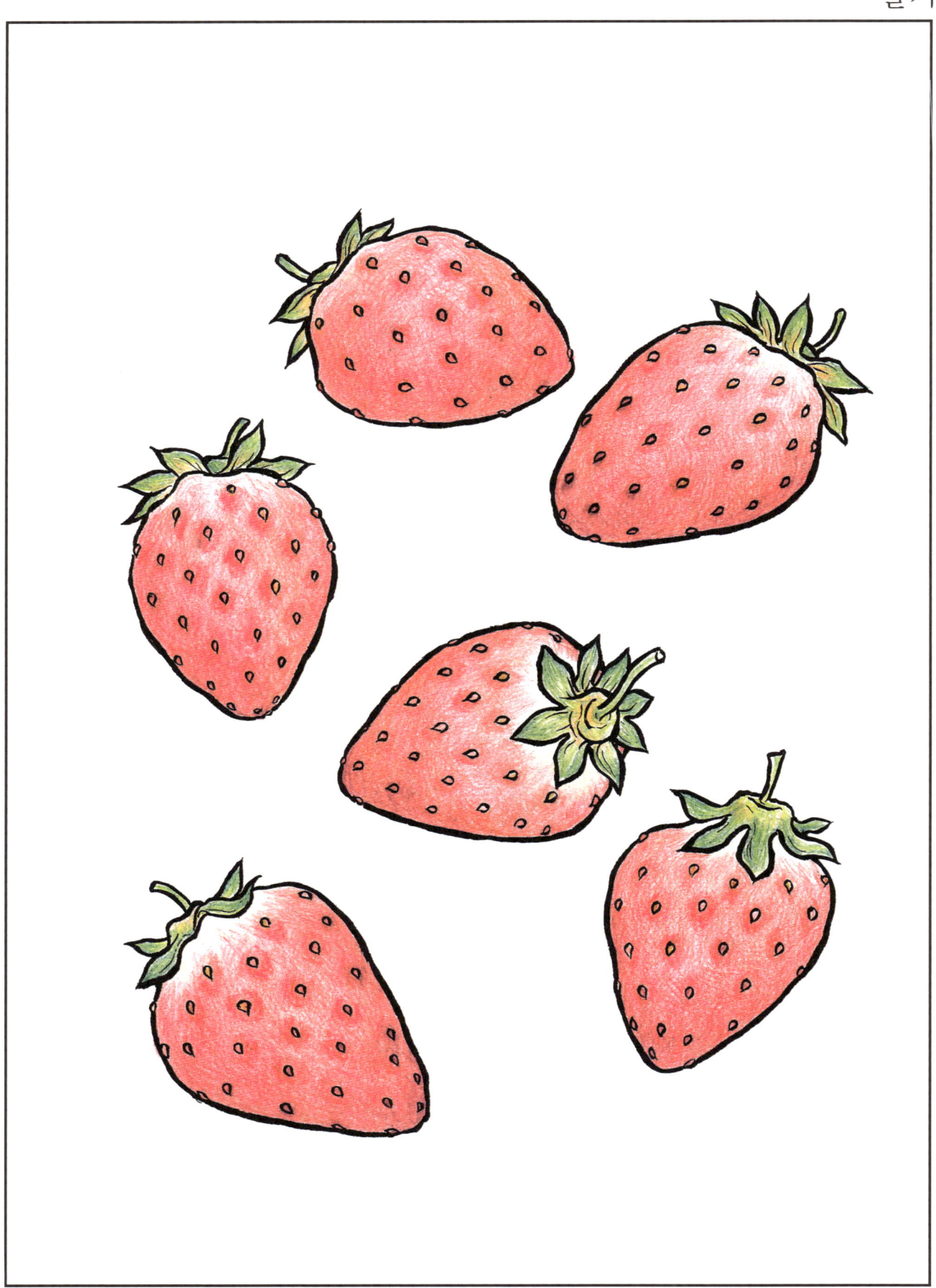

딸기 (엽서용)

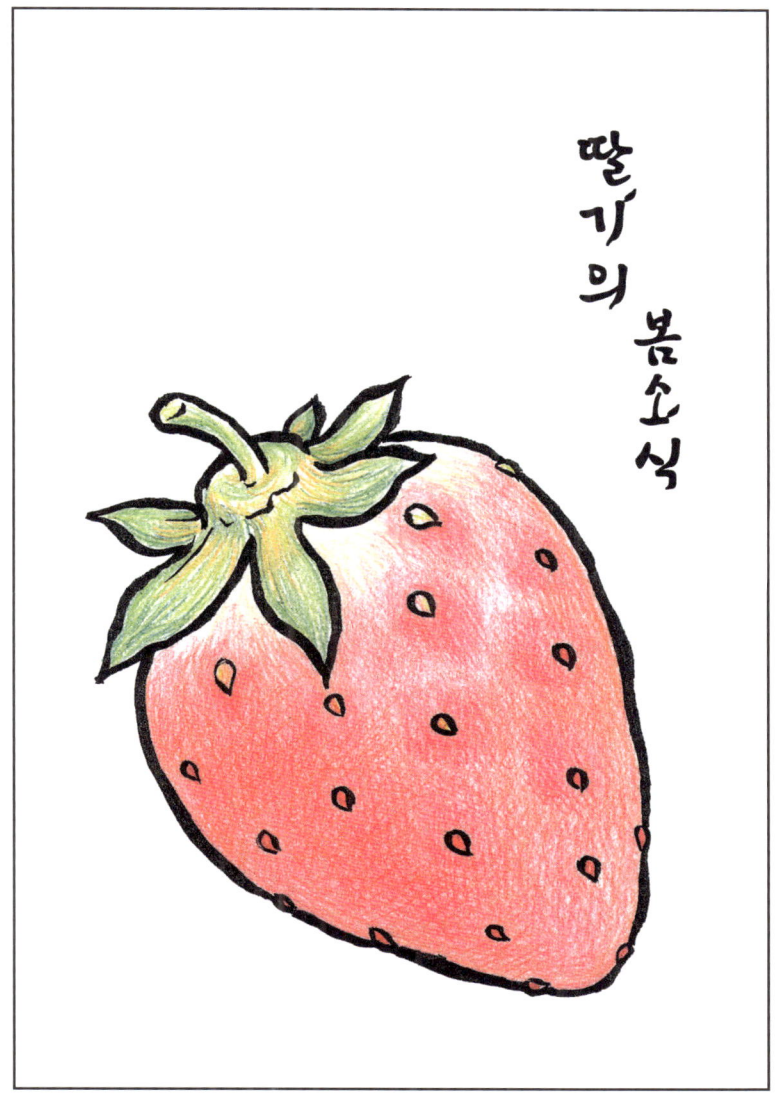

딸기의 봄소식

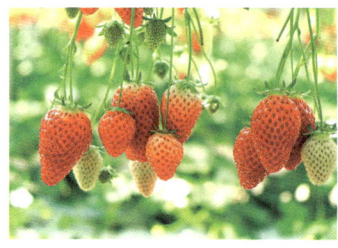

딸기
빨간 과육은 씨방이 성장한 것이 아닌 꽃턱이라는 줄기가 커진 것. 비타민C가 풍부하여 일곱 개를 먹으면 하루 필요한 양을 섭취할 수 있다. 피부와 혈관 건강에 이롭다. 딸기는 20세기 초 일본에서 들어왔다.

비파

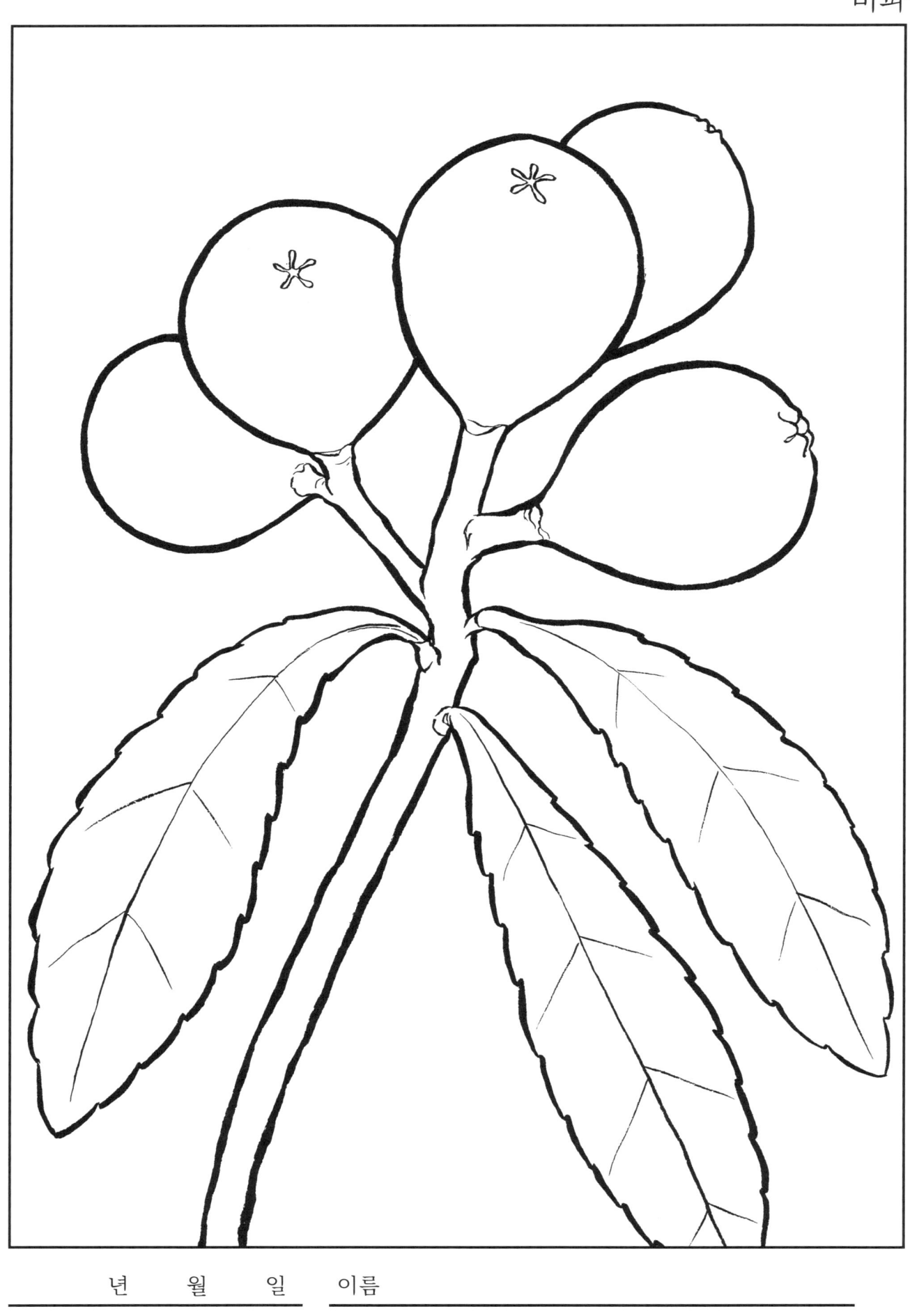

비파 (엽서용)

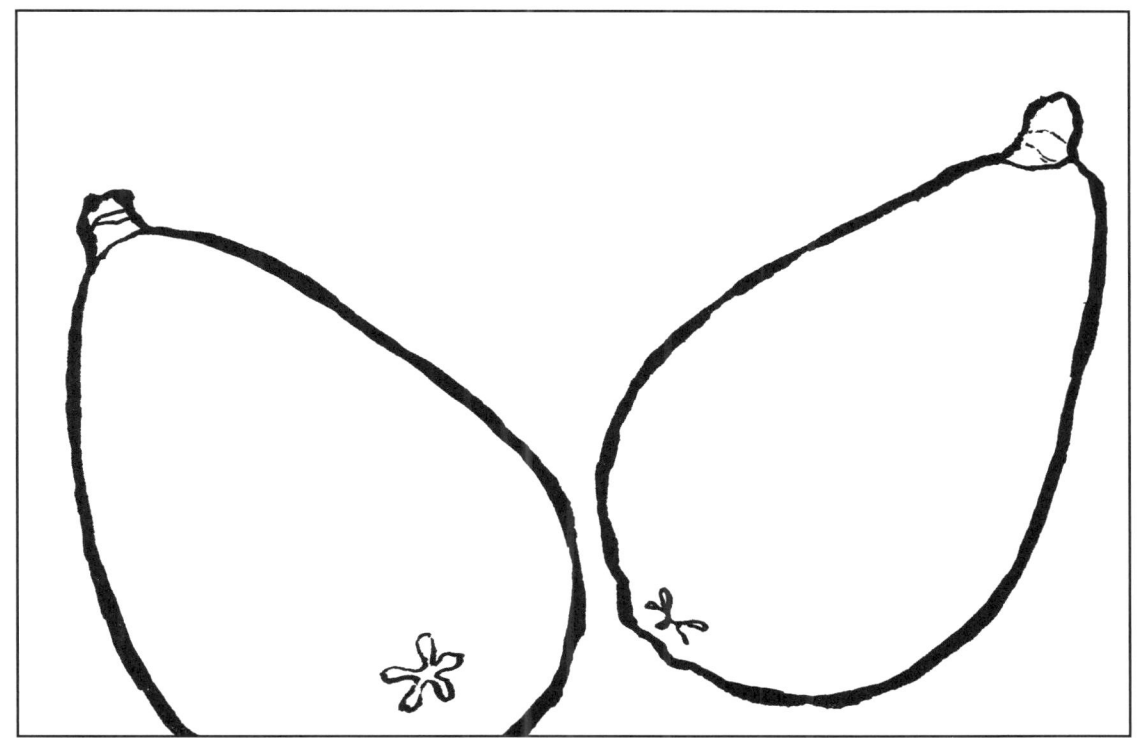

_____ 년 월 일   이름 _____

비파

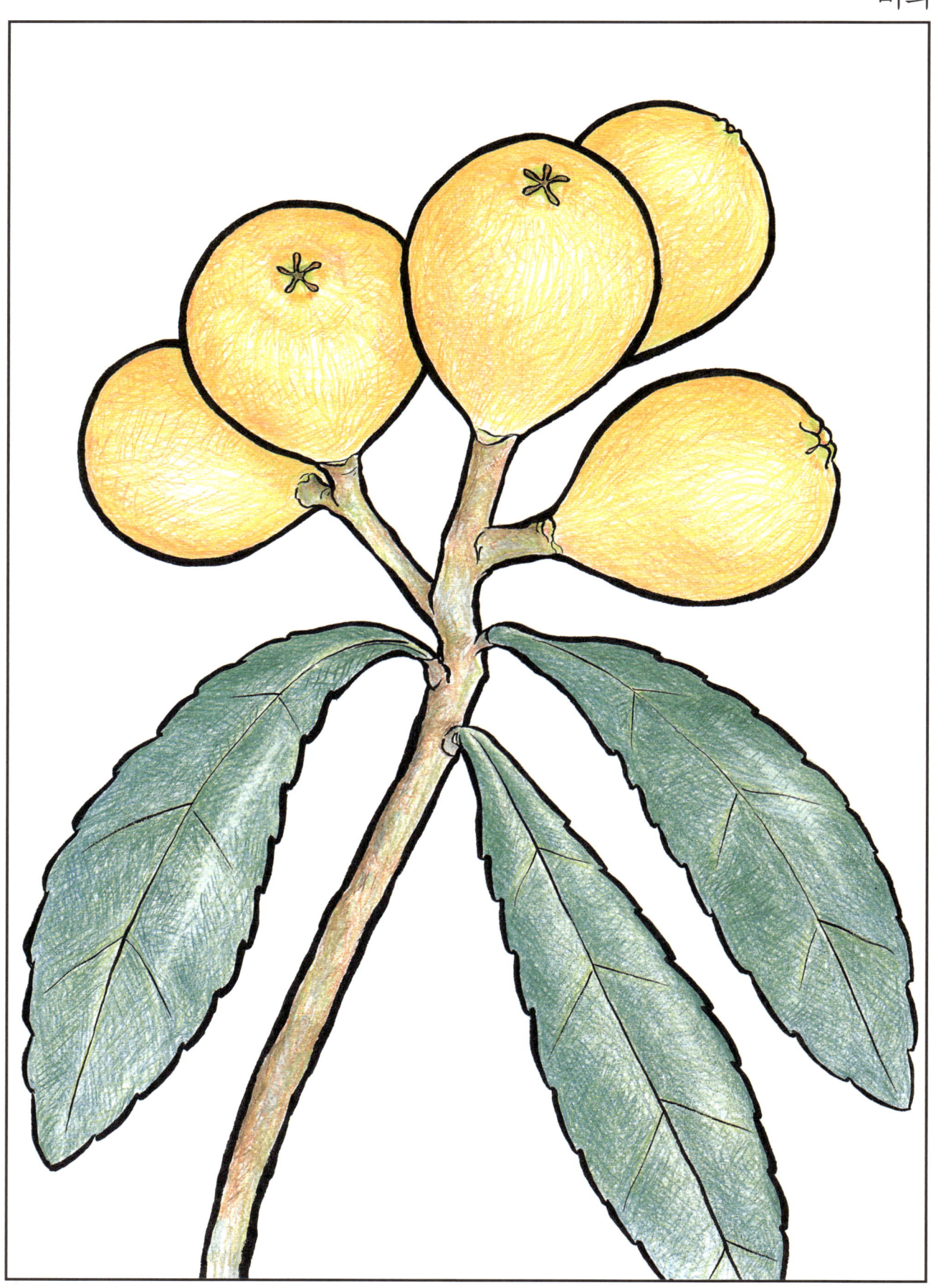

비파 (엽서용)

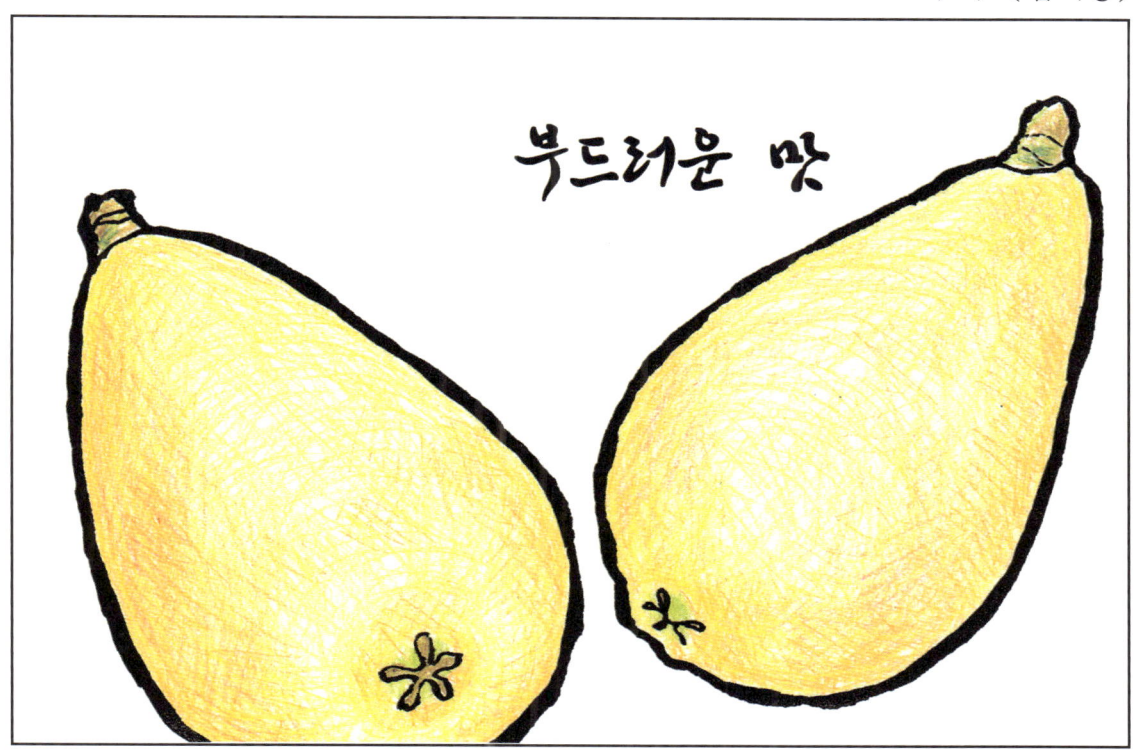

부드러운 맛

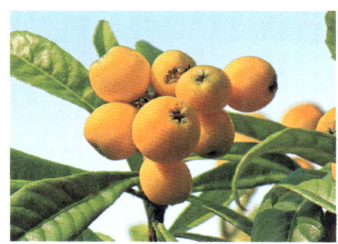

비파
온난한 지역에서 재배된다. 베타카로틴을 듬뿍 함유하고 고혈압과 심근경색, 암 예방에 효과가 있다. 잎은 예로부터 약재로 쓰이며 비파 차로도 사용.

매실

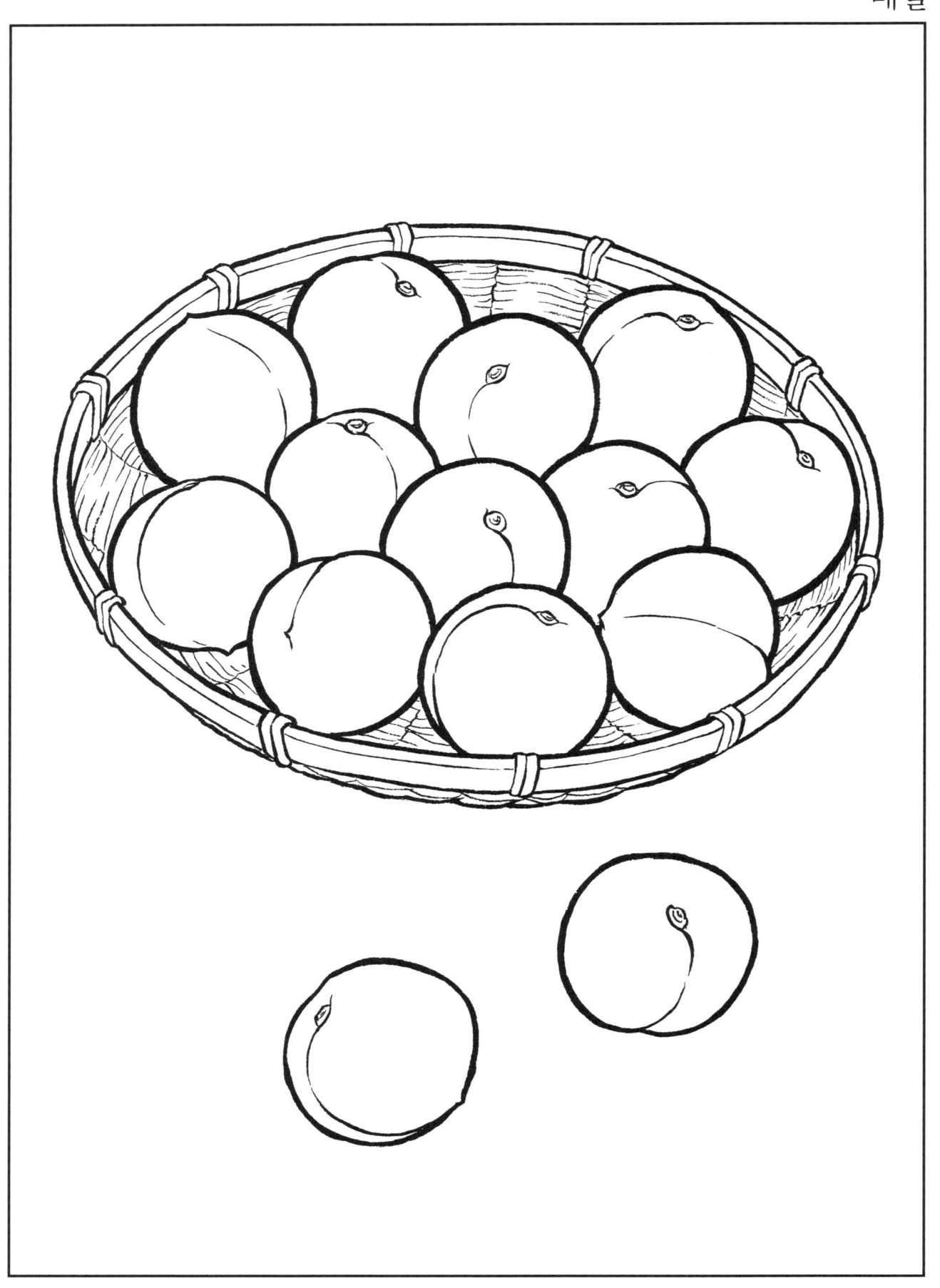

  년   월   일   이름

매실 (엽서용)

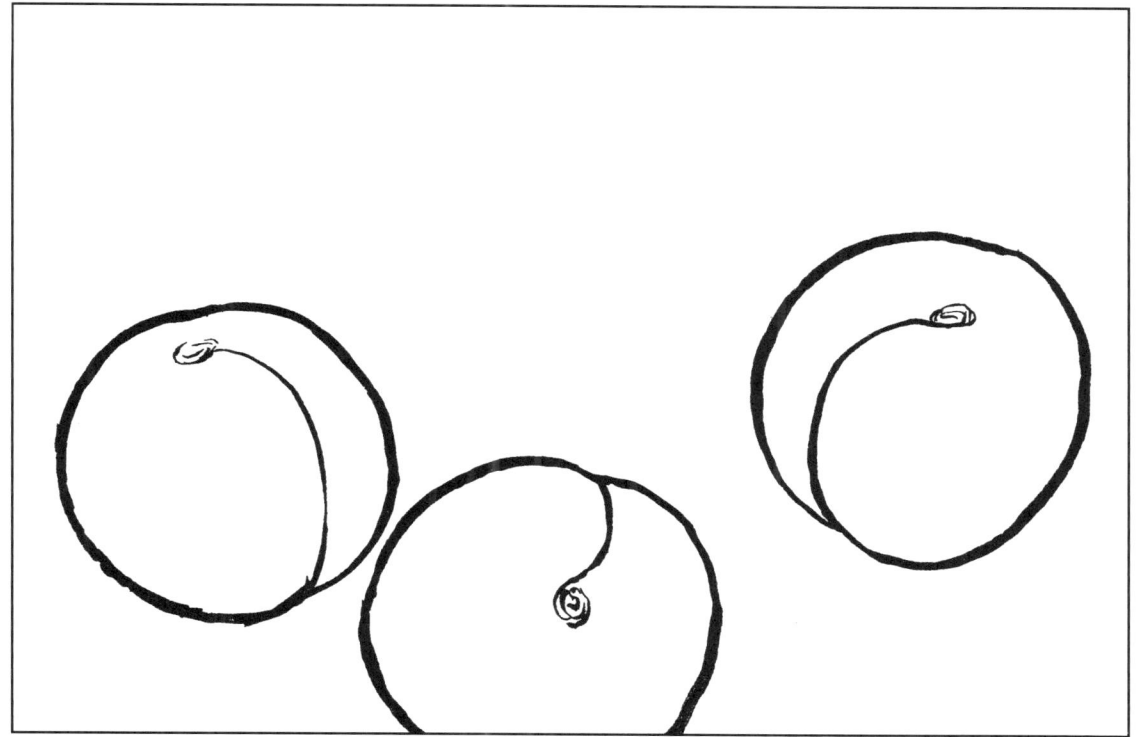

_____ 년   월   일   이름 _____

매실

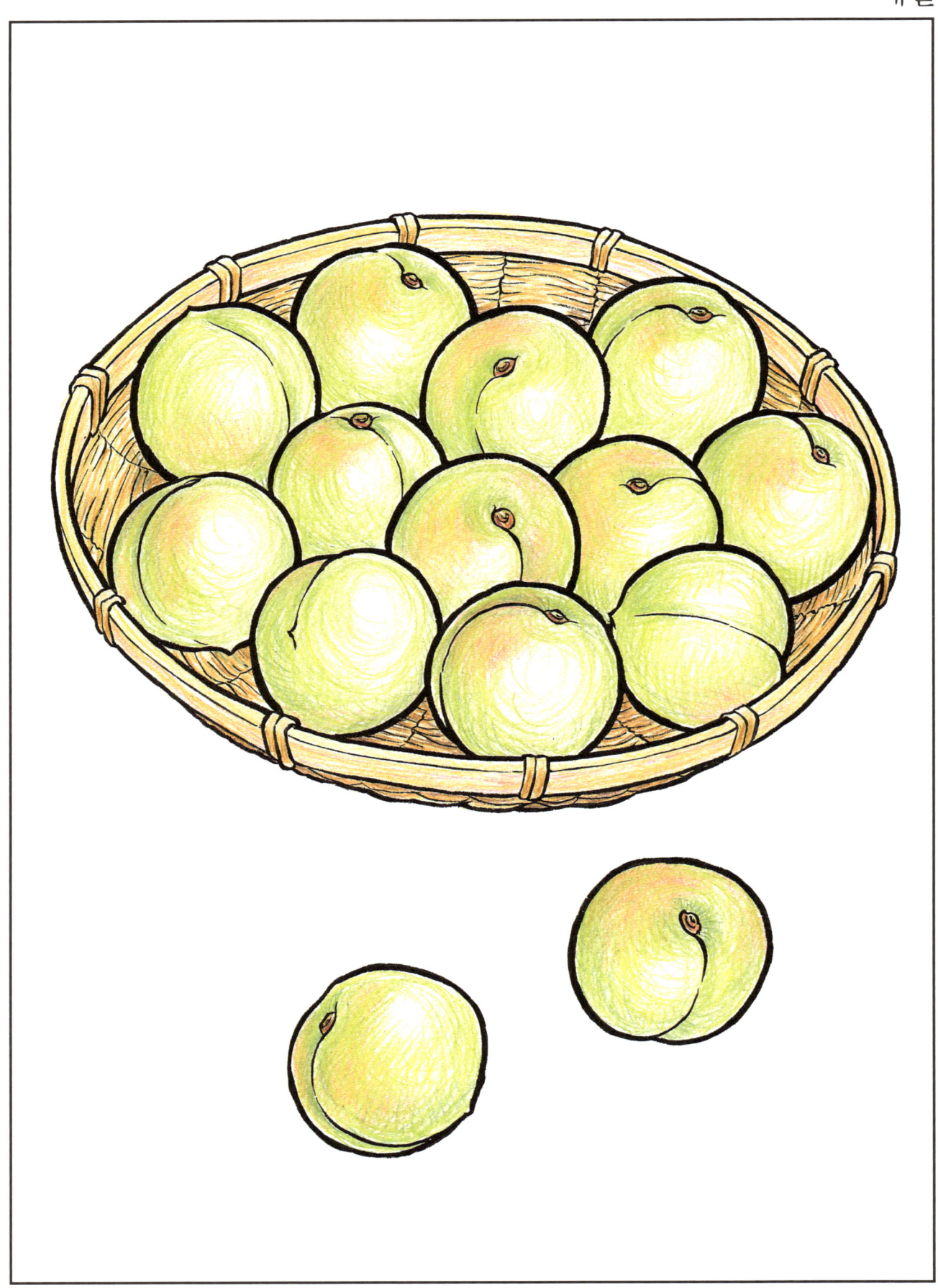

매실 (엽서용)

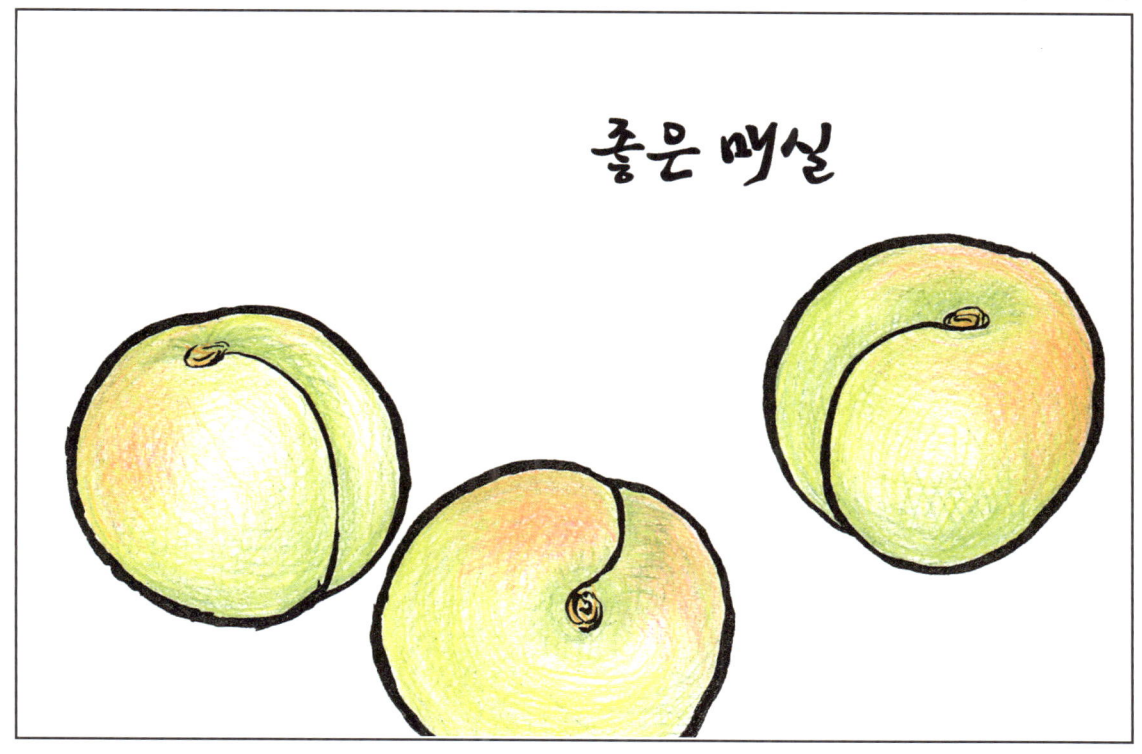

좋은 매실

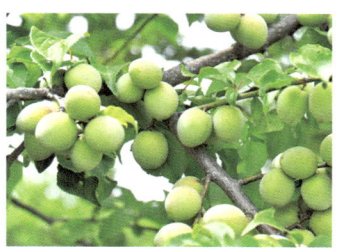

매실
신맛을 내는 구연산은 피로 회복과 노화 방지에도 효과적이다. 해독작용이 있고 소화기관을 정상화시킨다. 매실주나 매실즙 등으로 사용. 일본에선 우메보시라는 반찬도 만든다.
맛있는 시기 : 6~7월

버찌

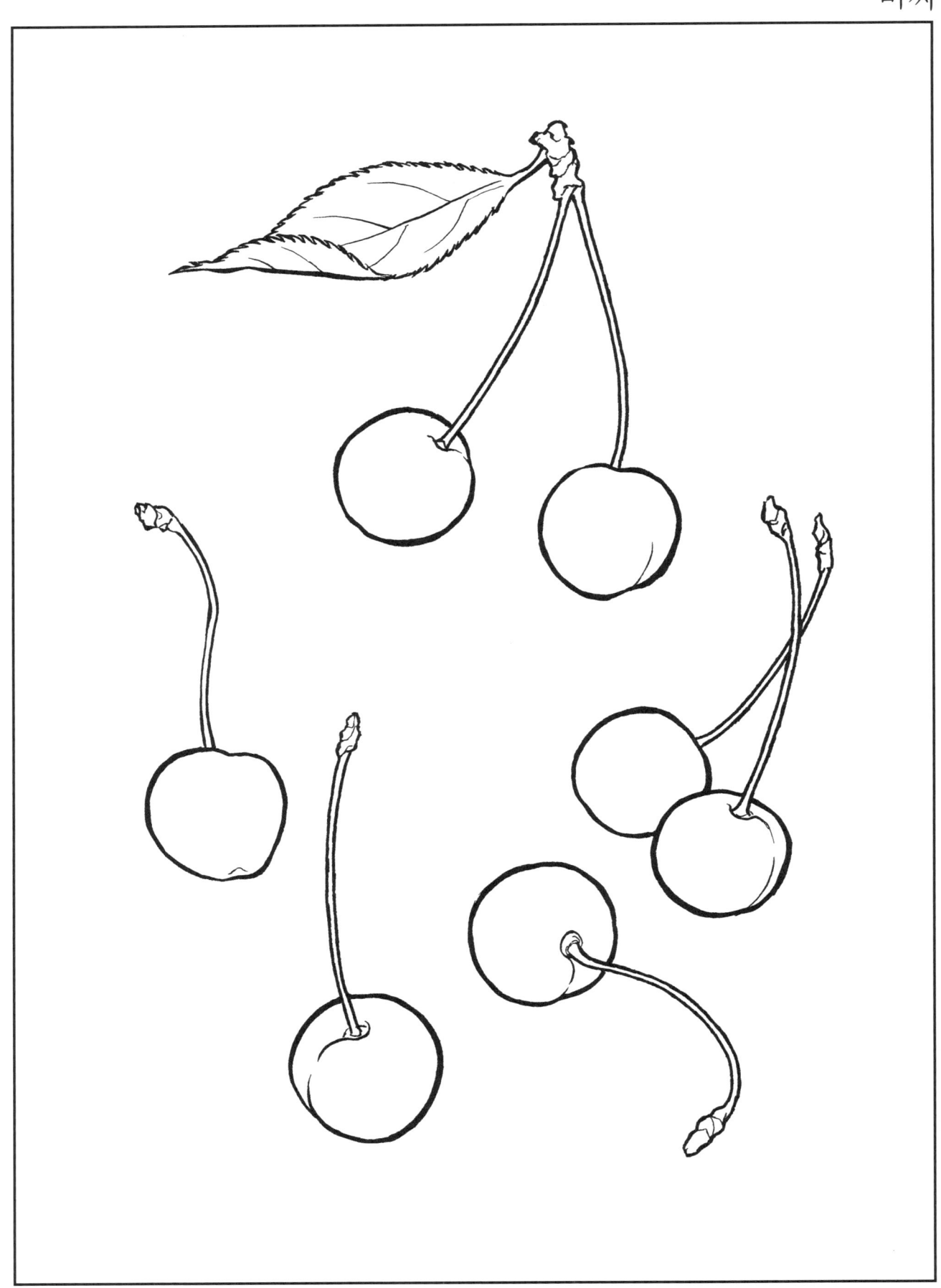

버찌 (엽서용)

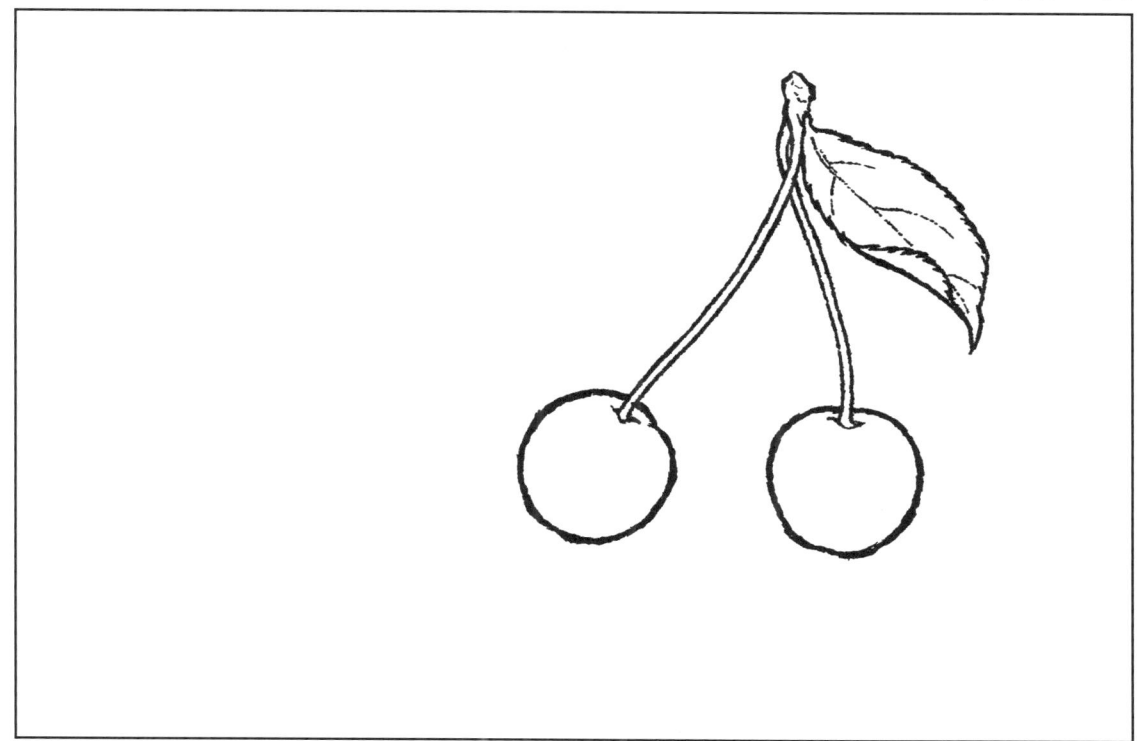

_____ 년   월   일   이름 _____

버찌

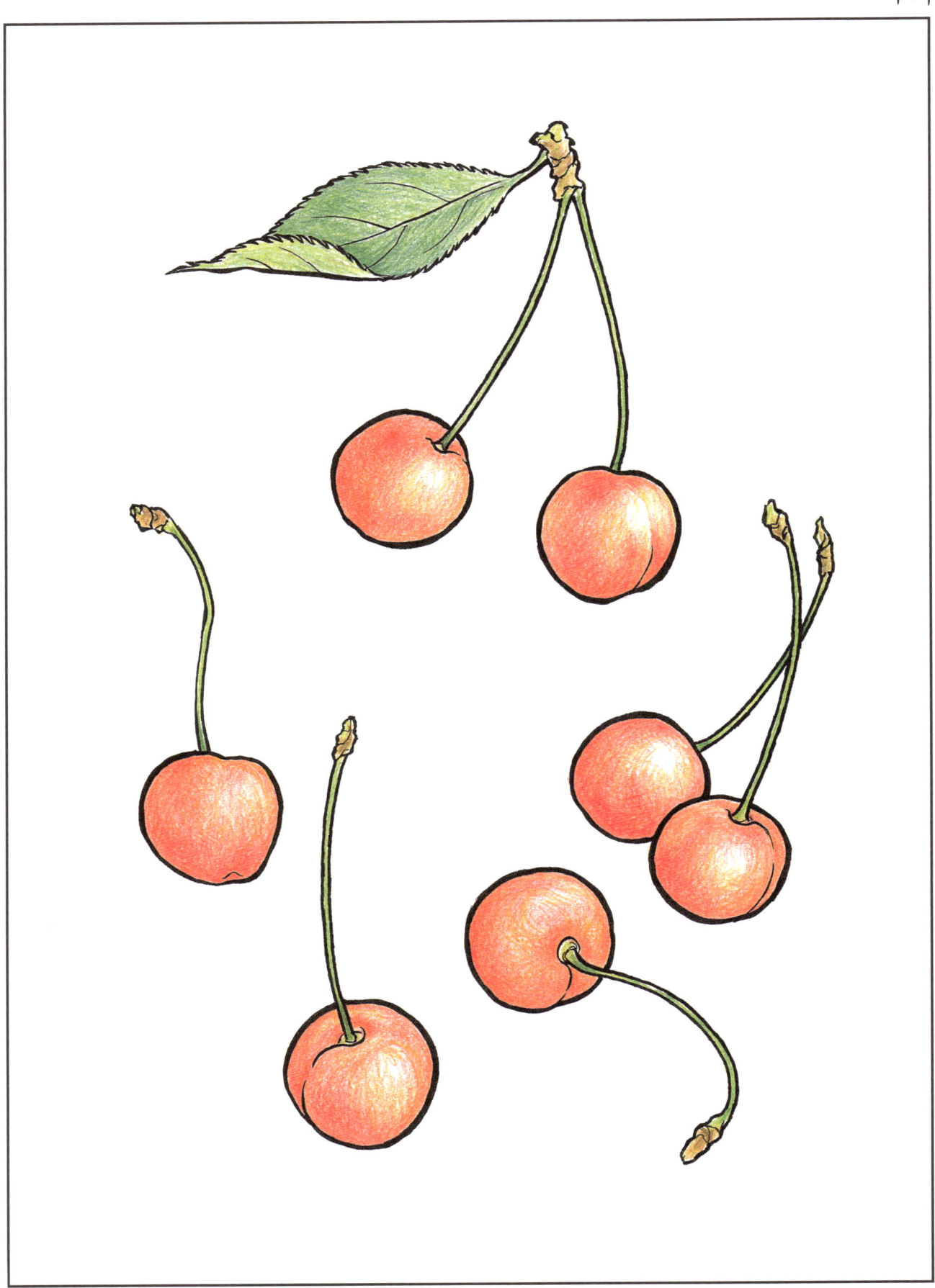

버찌 (엽서용)

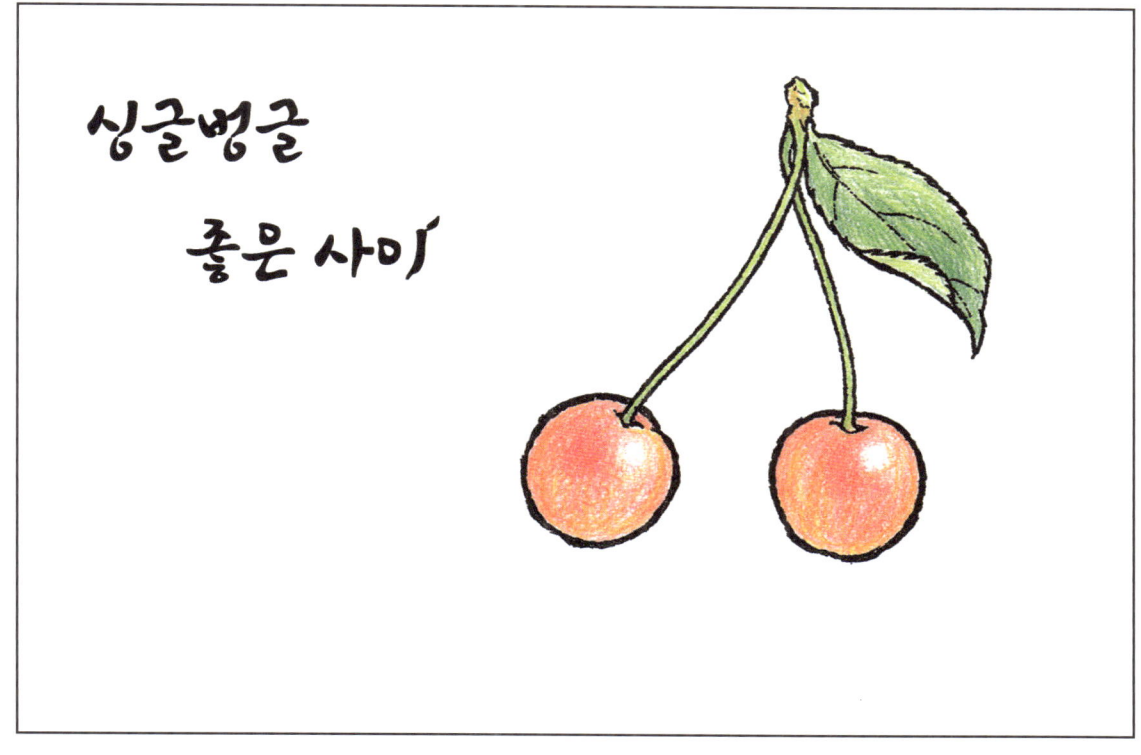

싱글벙글
좋은 사이

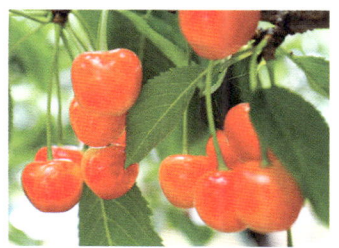

버찌
버찌는 벚나무의 열매로 체리라고
도 한다. 기온차가 있는 지역에서
재배되며 빨간 부분에 폴리페놀이
함유되어 생활습관병이나 노화방
지 효과가 있다.
맛있는 시기:5월 중순~6월 중순

과일 편 23

멜론

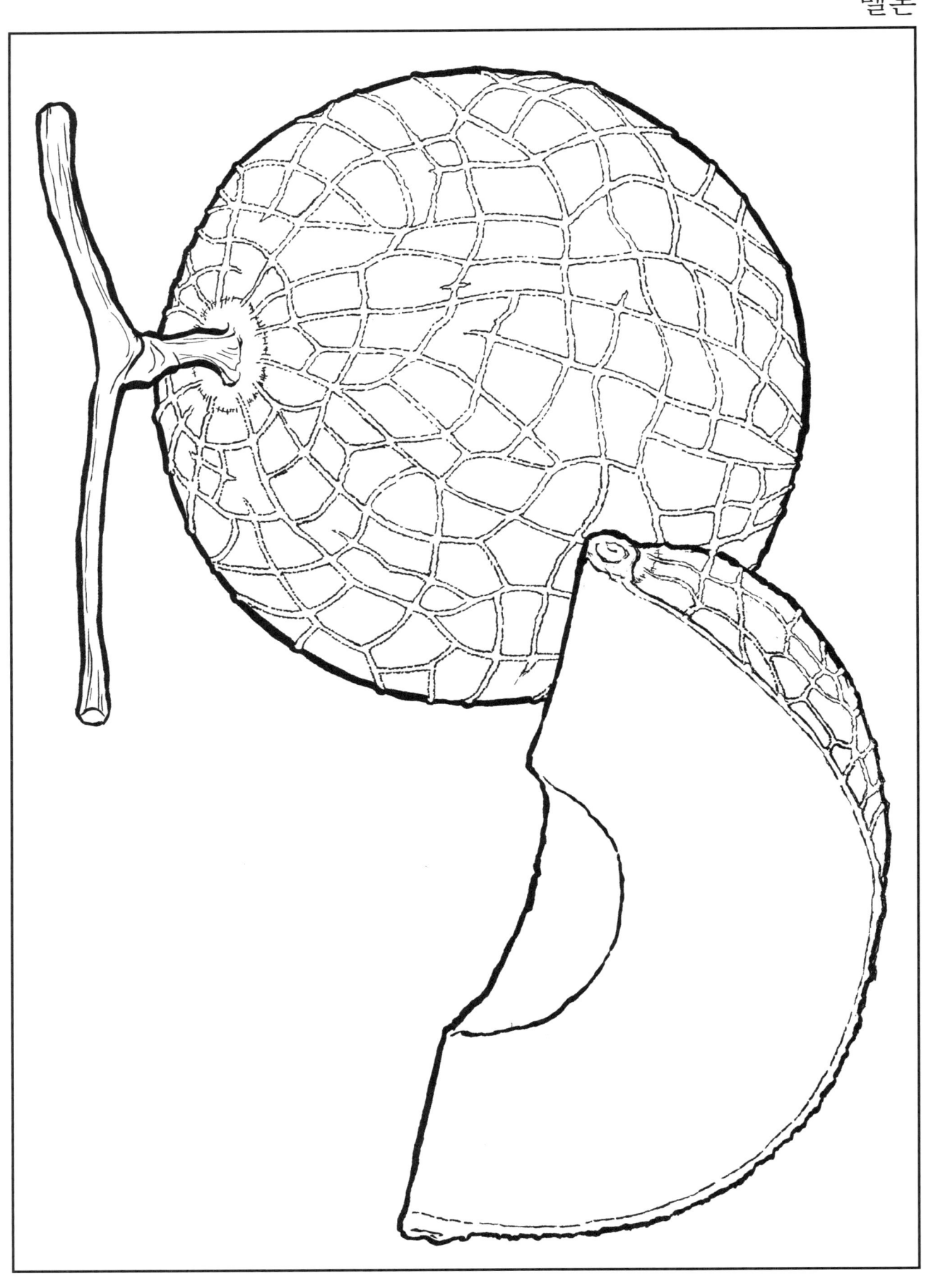

년　월　일　이름

멜론 (엽서용)

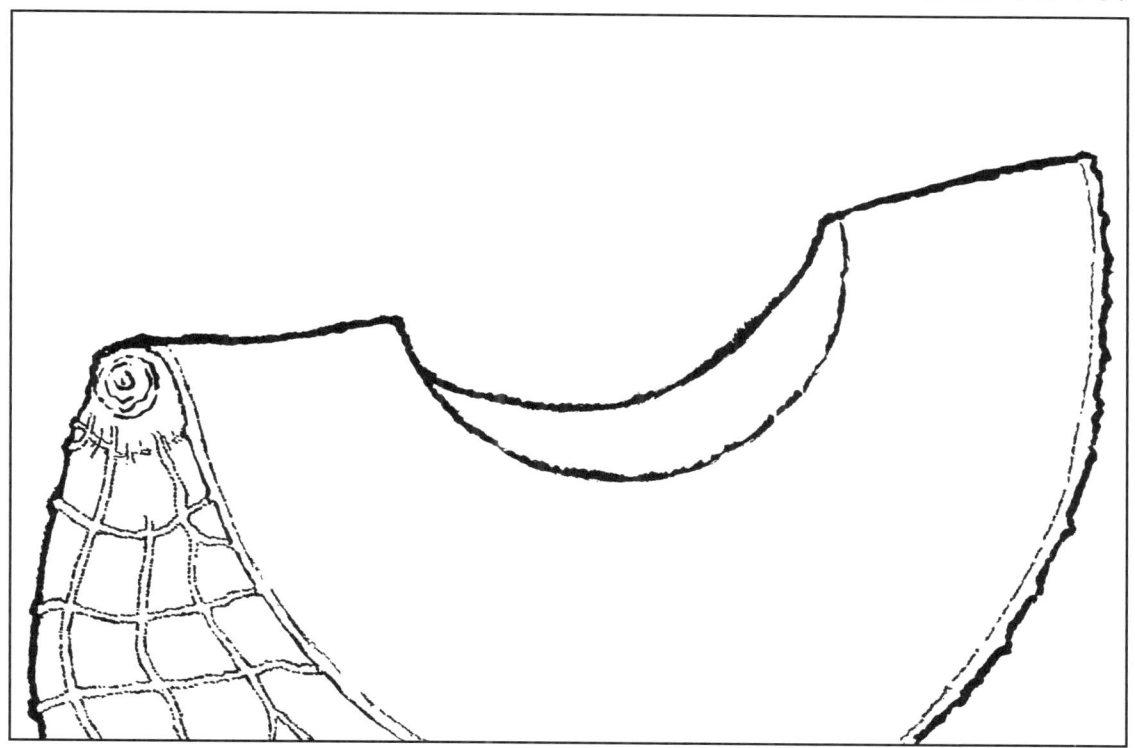

_____   년   월   일   이름 _____

멜론

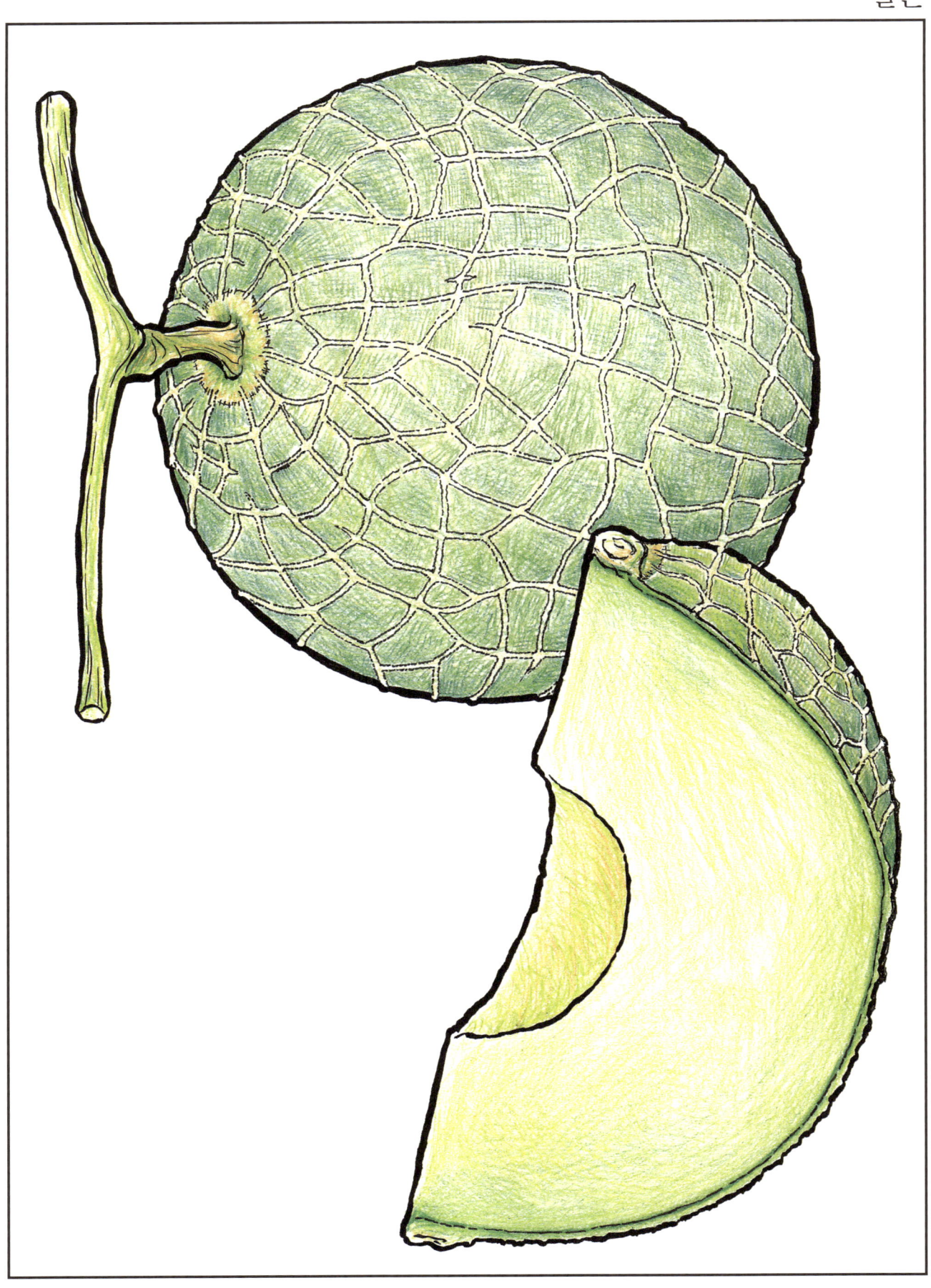

멜론 (엽서용)

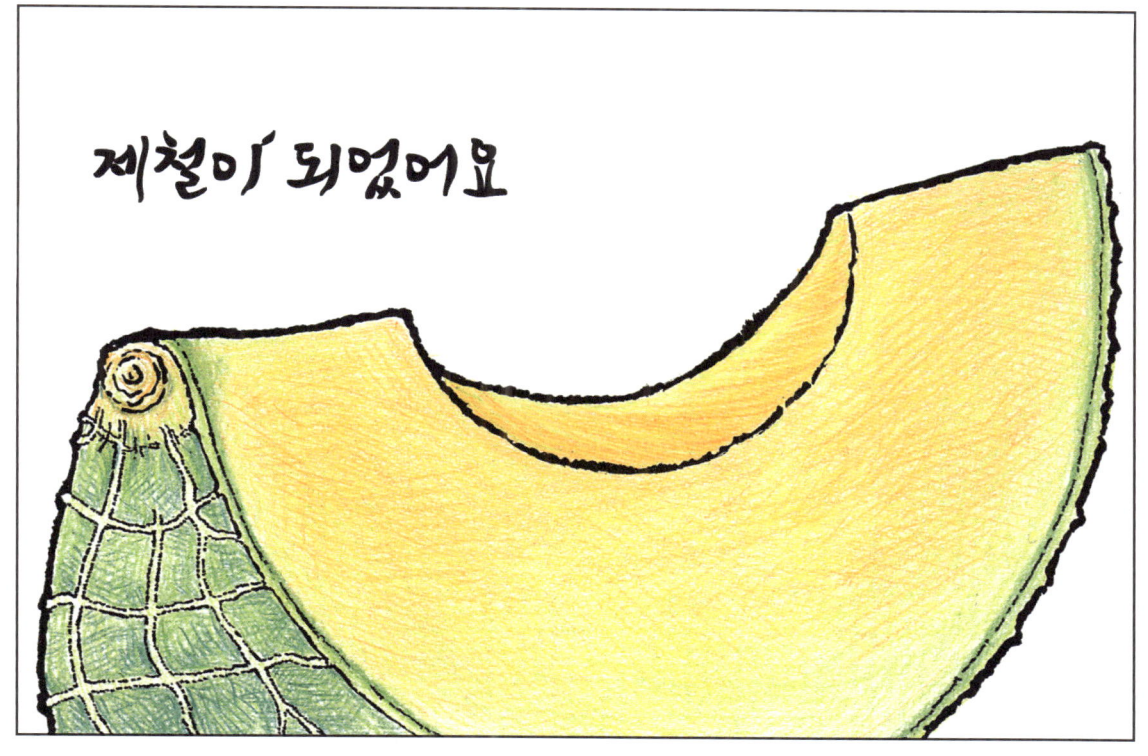

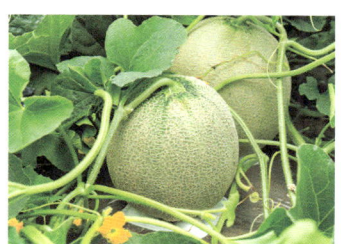

멜론
멜론 중에서도 머스크멜론은 고급 멜론의 대명사다. 하나의 줄기에서 한 개만 수확하고 머스크멜론, 칸타루프멜론, 카사바멜론, 허니듀멜론 등이 있다. 칼륨이 풍부하고 이뇨 효과가 있어서 신장 건강에 좋다.
맛있는 시기 : 7~10월

바나나

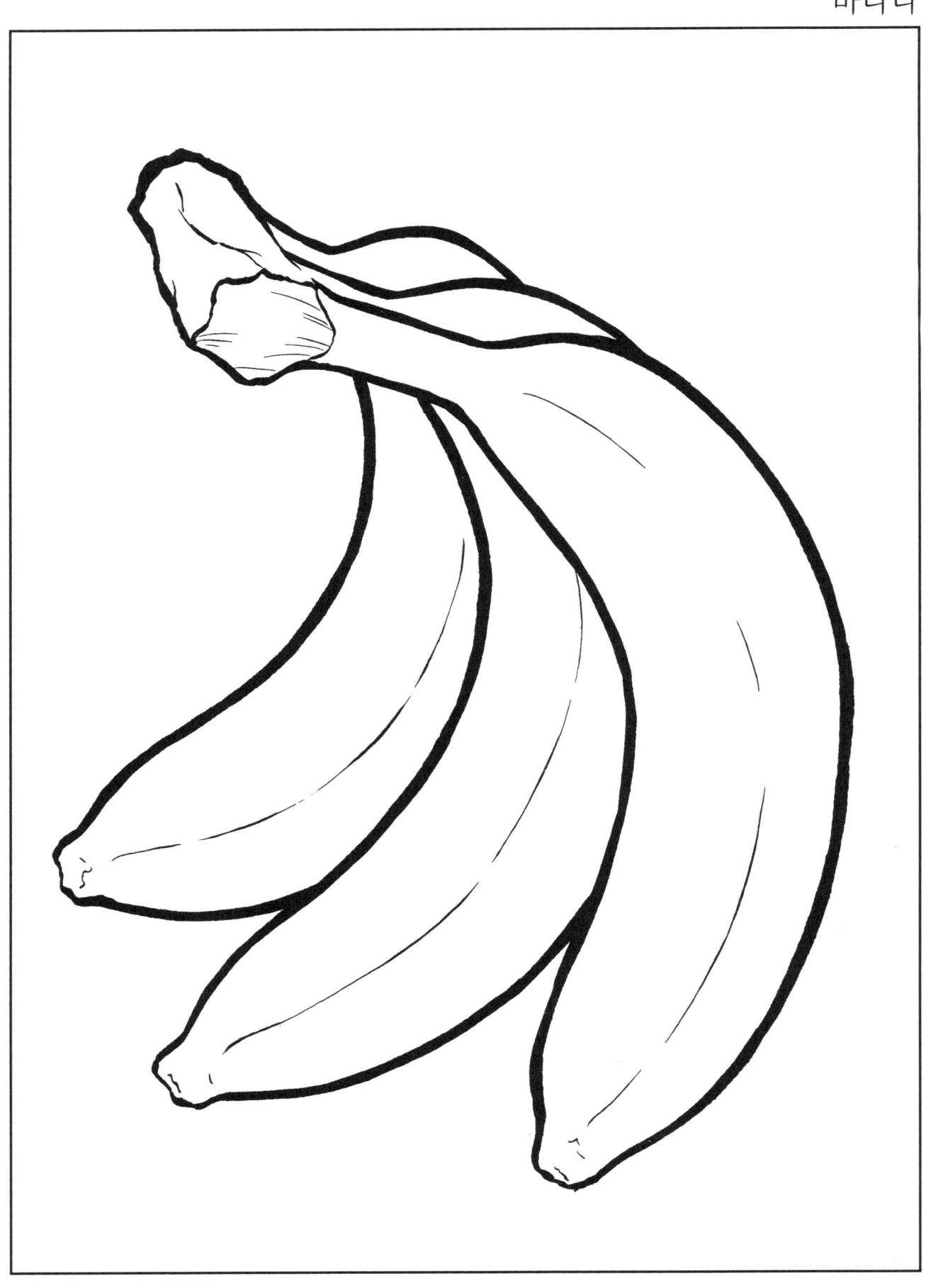

_____ 년 ___ 월 ___ 일   이름 _____

바나나 (엽서용)

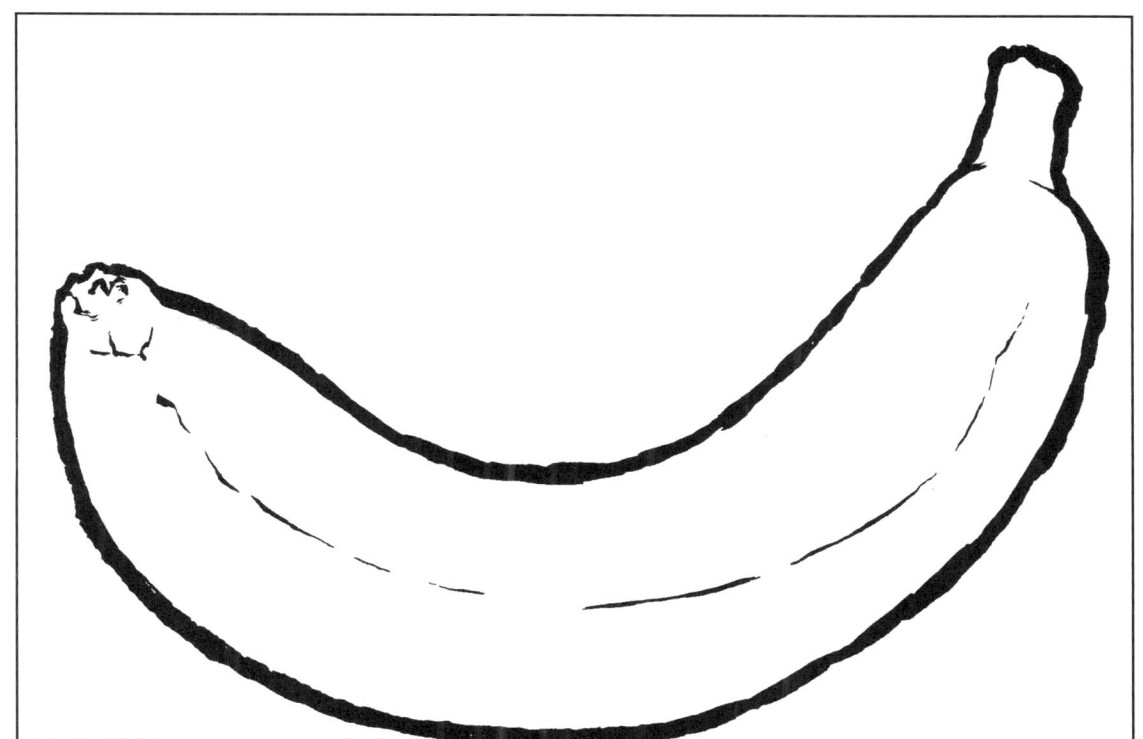

_____ 년 ___ 월 ___ 일   이름 _____

바나나

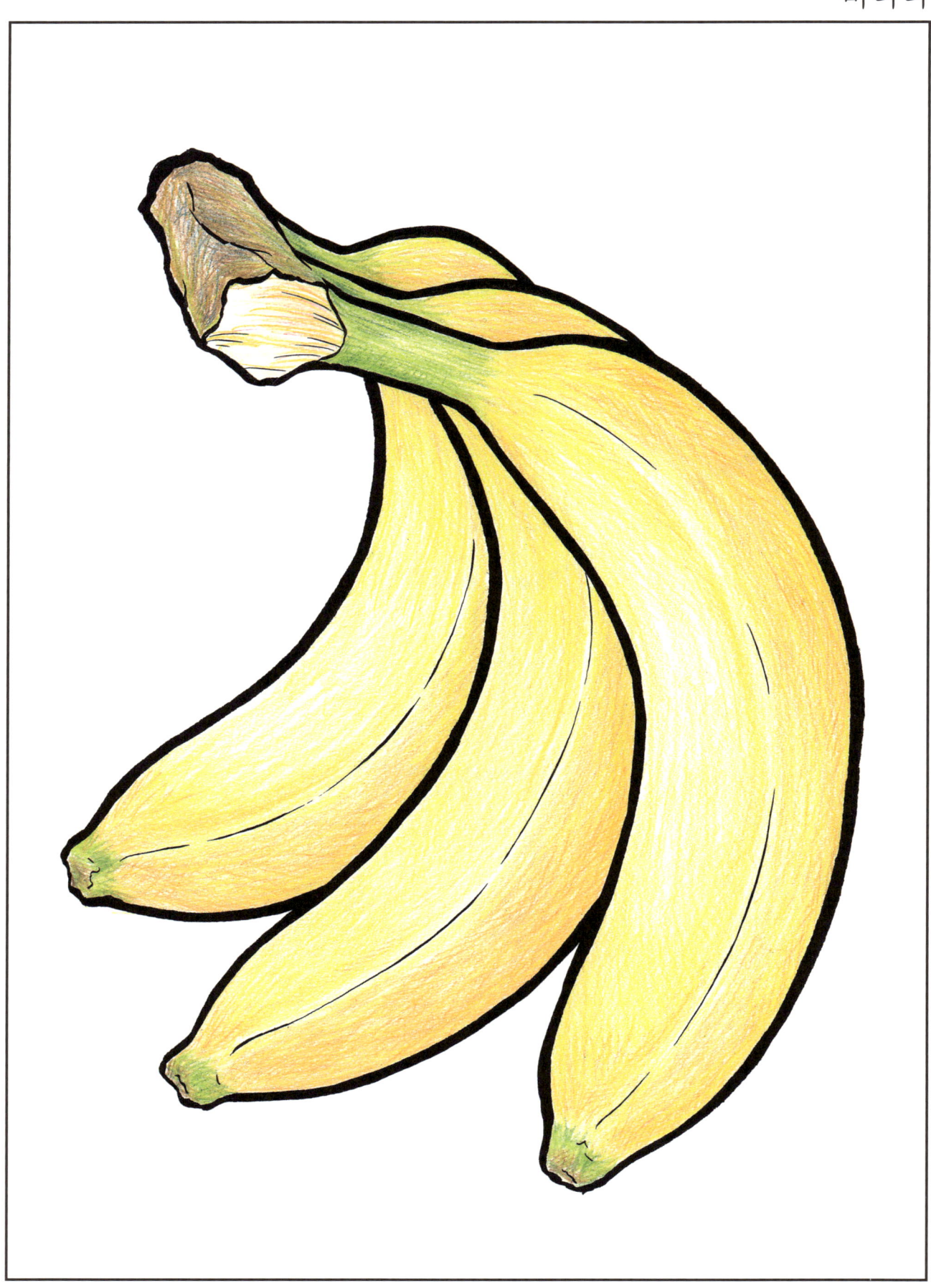

바나나 (엽서용)

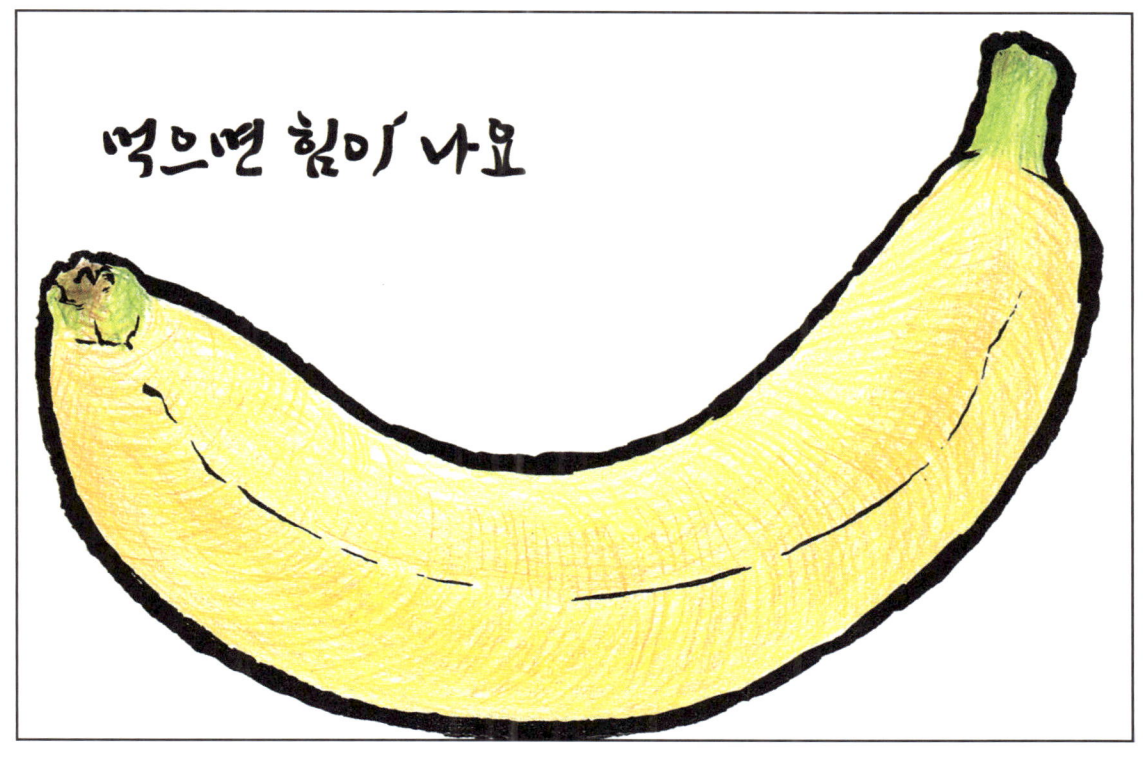

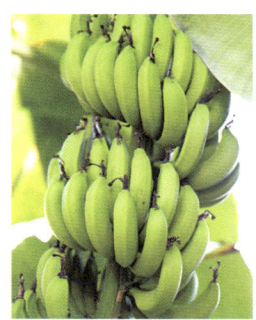

바나나
바나나 나무는 사실 나무가 아닌 풀에 속한다. 1980년대까지만 해도 바나나는 서민들에겐 꿈도 못 꿀 정도로 비싼 과일이었는데, 90년대 들어 수입이 자유화되면서 가격이 폭락하여 서민들도 쉽게 먹을 수 있게 되었다.
맛있는 시기 : 연중

파인애플

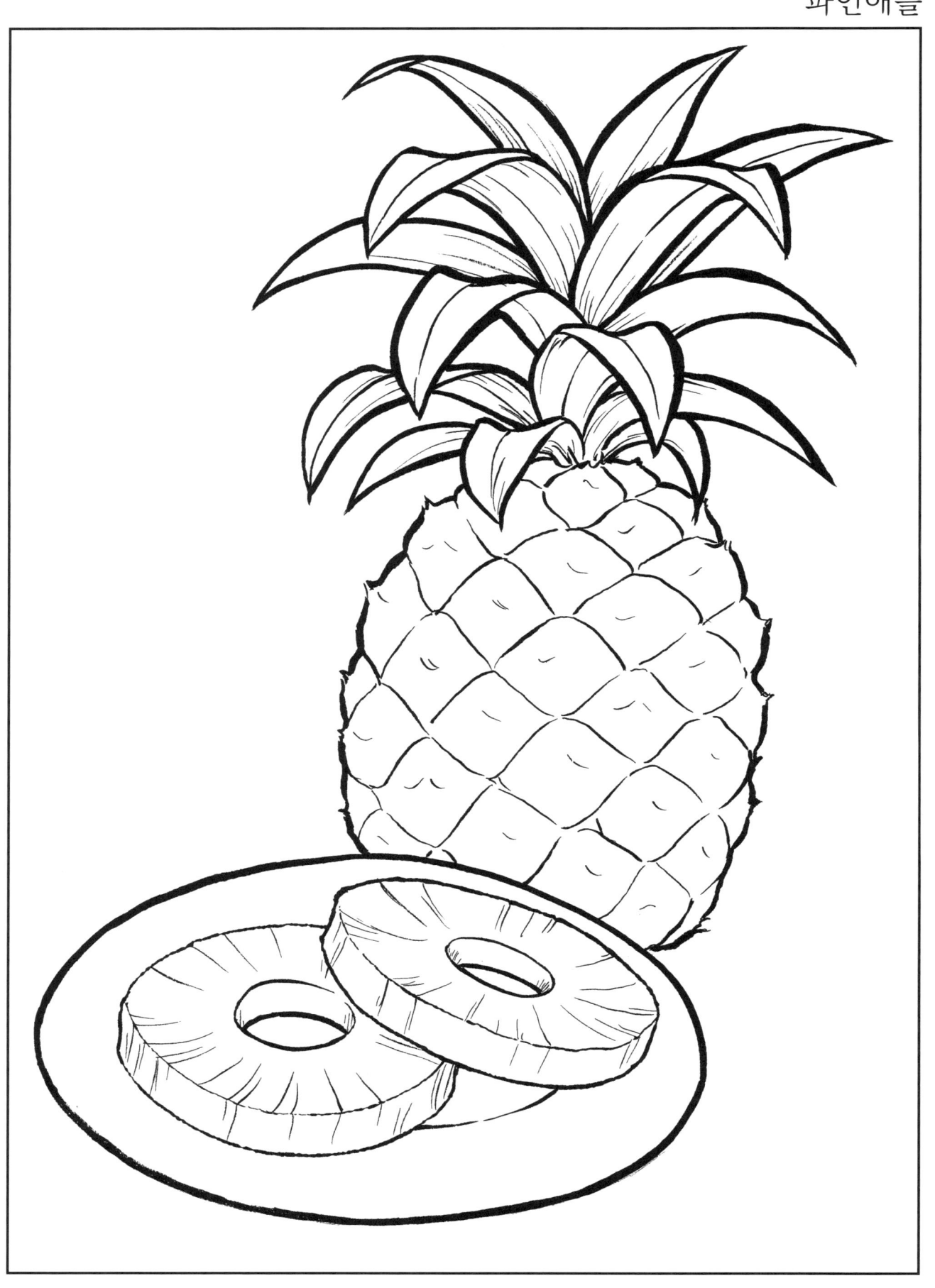

파인애플 (엽서용)

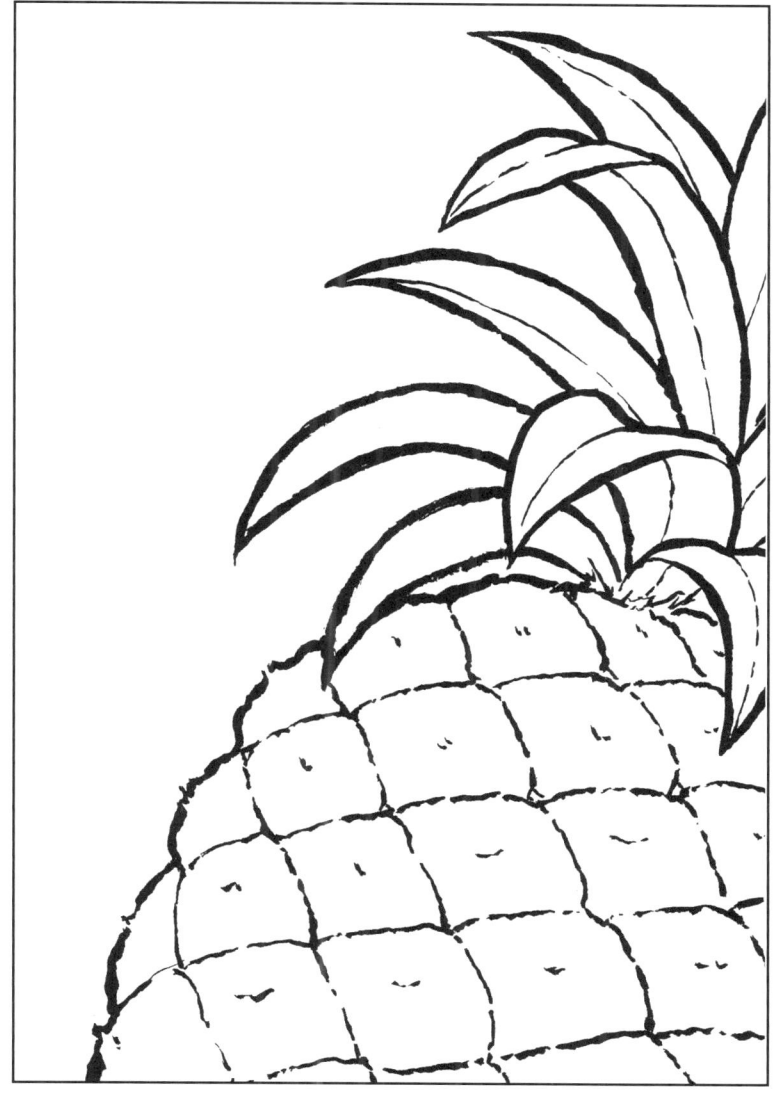

_____ 년 월 일 이름 _____

파인애플

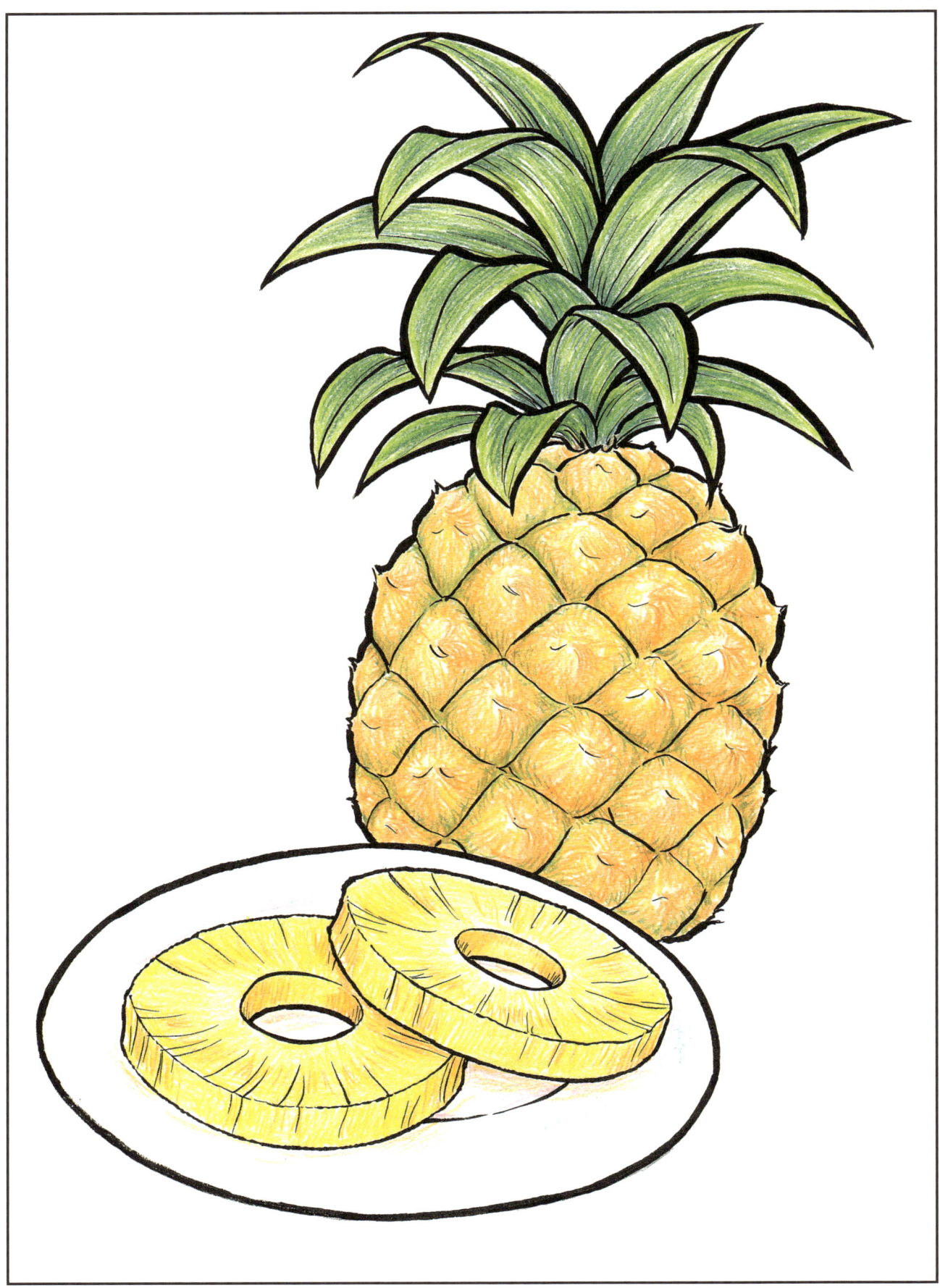

파인애플 (엽서용)

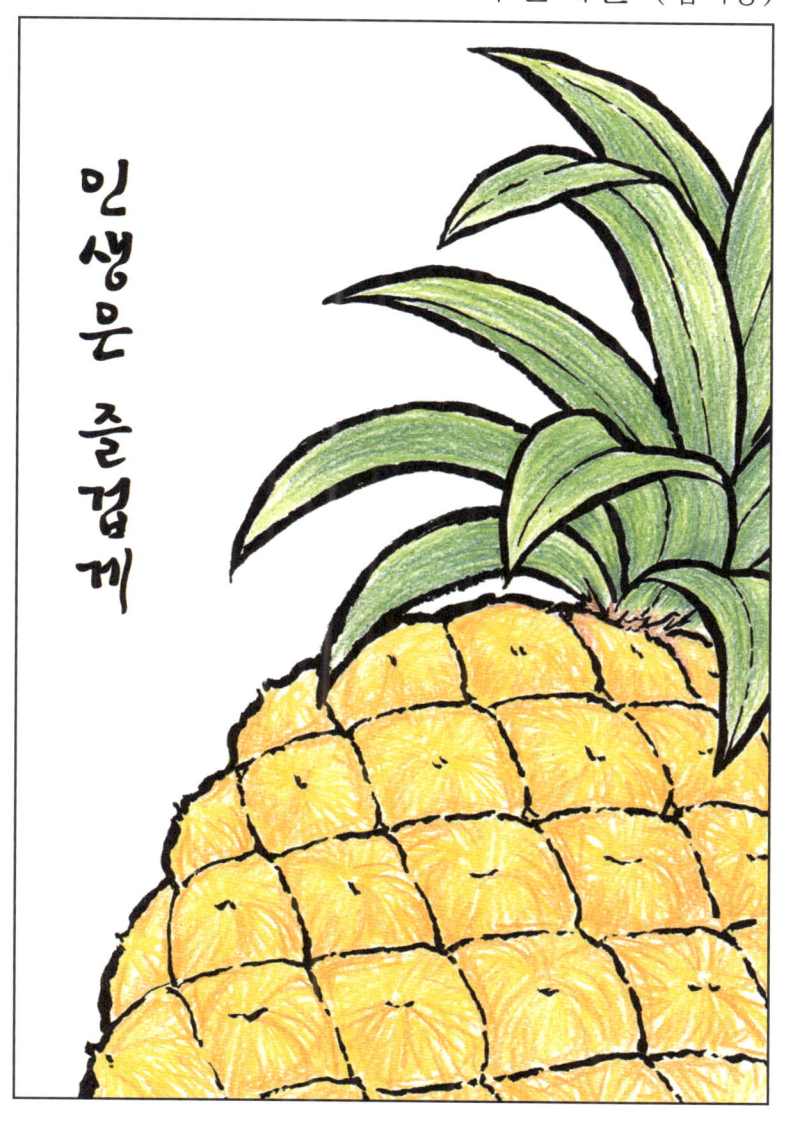

인생은 즐겁게

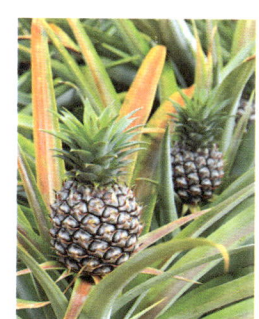

파인애플
파인애플은 열대 과일로 브라질이 원산지이다. 단백질을 분해하는 효소가 함유되어 있어 육류와 함께 조리하면 고기가 부드러워진다. 우리나라에는 1960년대에 들어왔다.
맛있는 시기 : 6~8월

수박

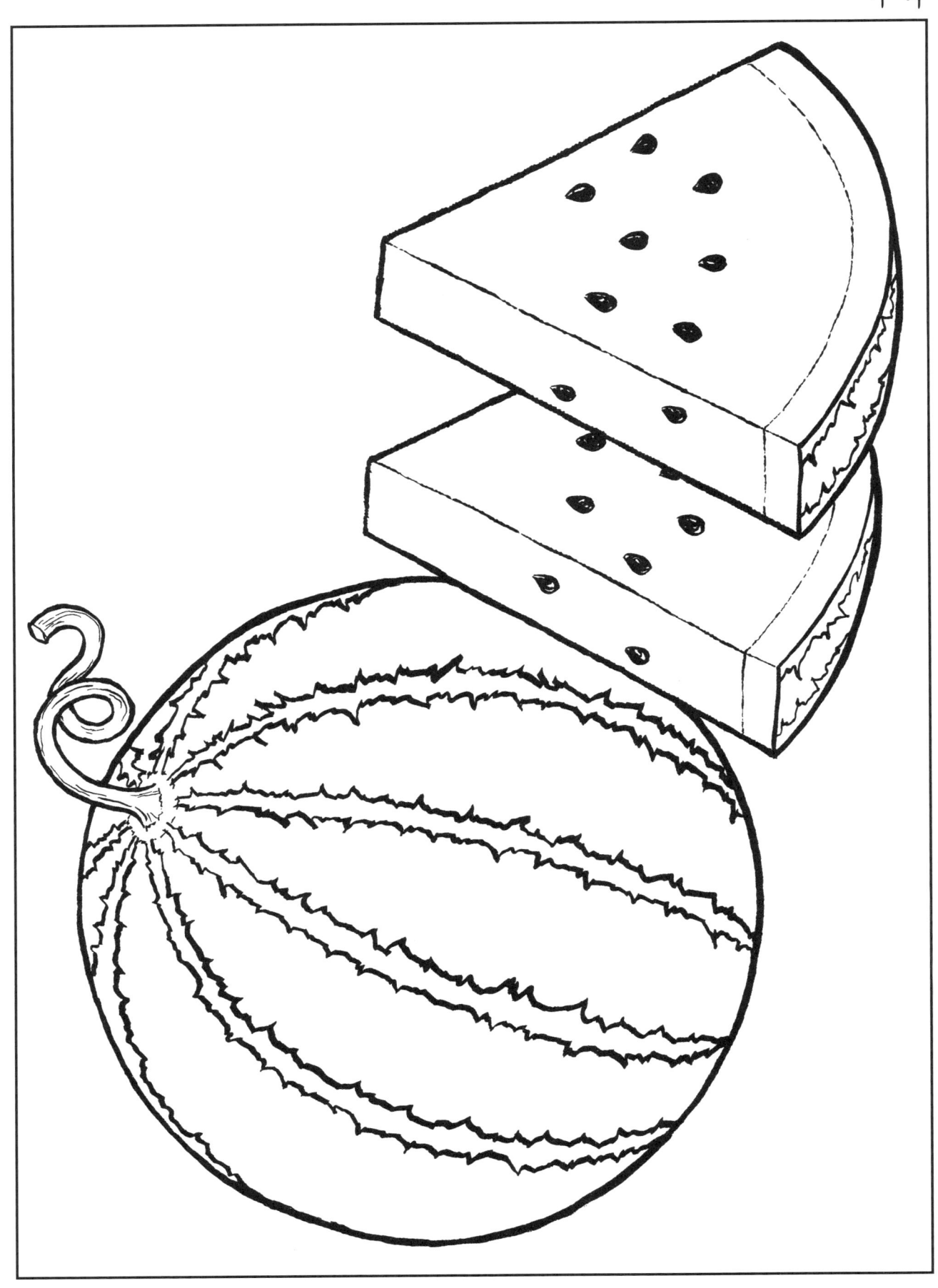

_____ 년 _____ 월 _____ 일   이름 _____

수박 (엽서용)

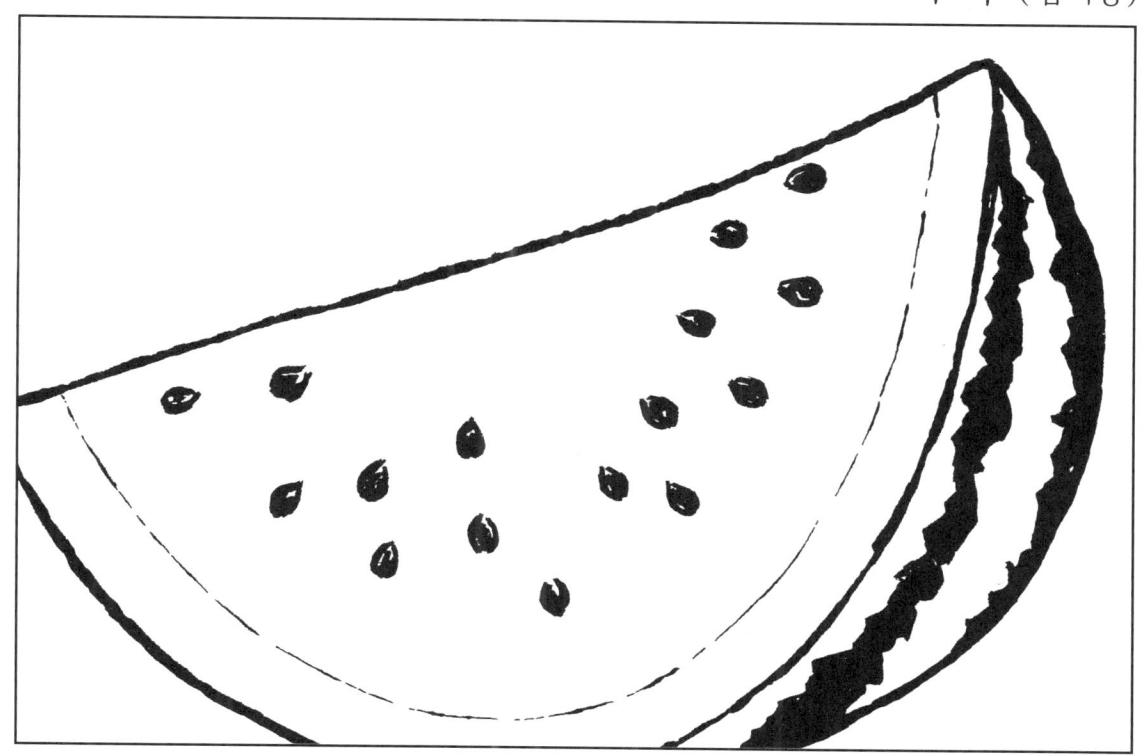

_____ 년   월   일   이름 _____

수박

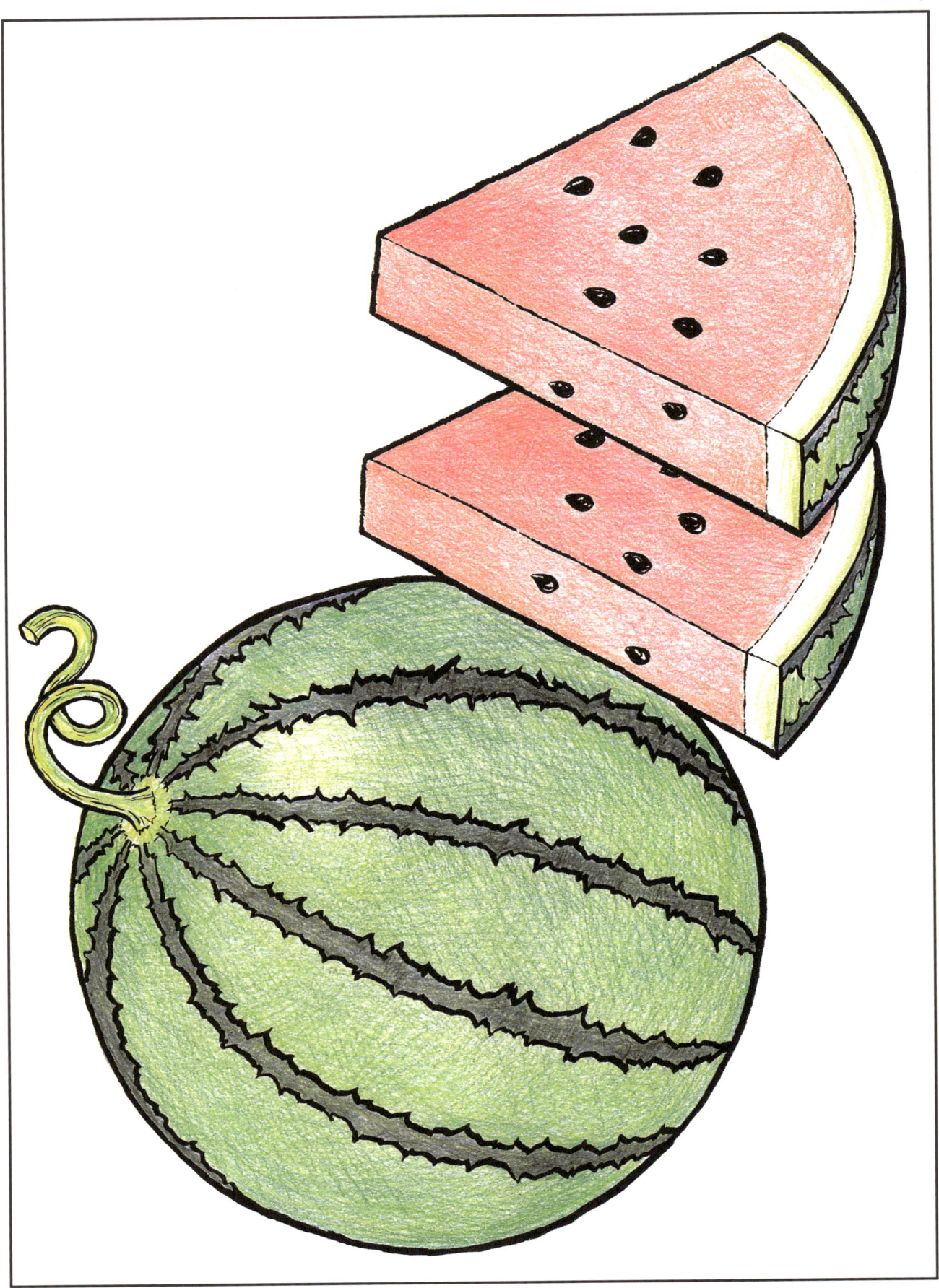

수박 (엽서용)

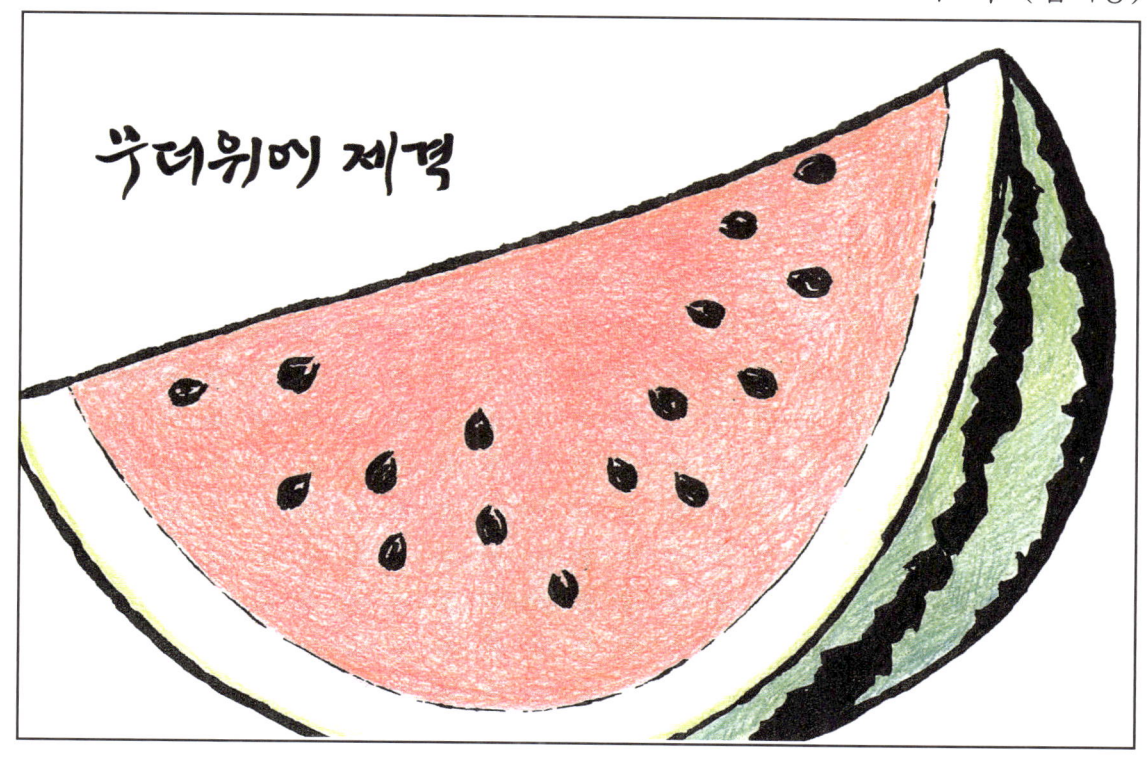

무더위의 제격

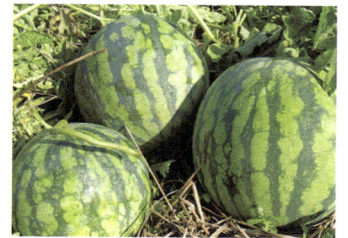

수박
고온에 배수가 잘 되는 곳이 적합하다. 90%이상이 수분이고 이뇨작용이 있는 칼륨이나 소변을 만드는 아미노산을 함유하고 있다. 수박을 졸여서 만드는 수박당은 신장 기능을 돕는다. 아프리카 원산으로 16세기에 한국·일본으로 전파되었다.
맛있는 시기: 6~8월

복숭아

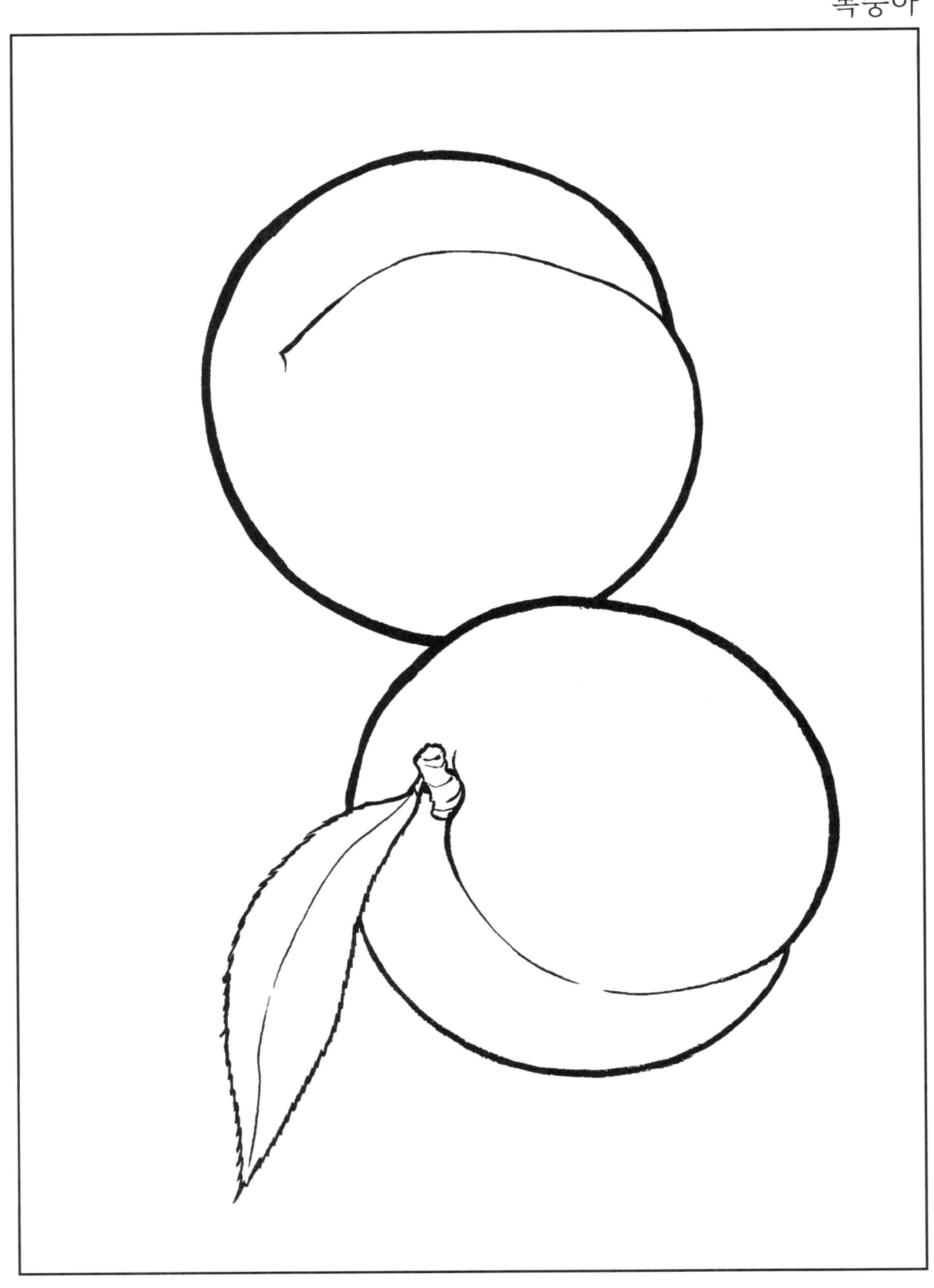

복숭아 (엽서용)

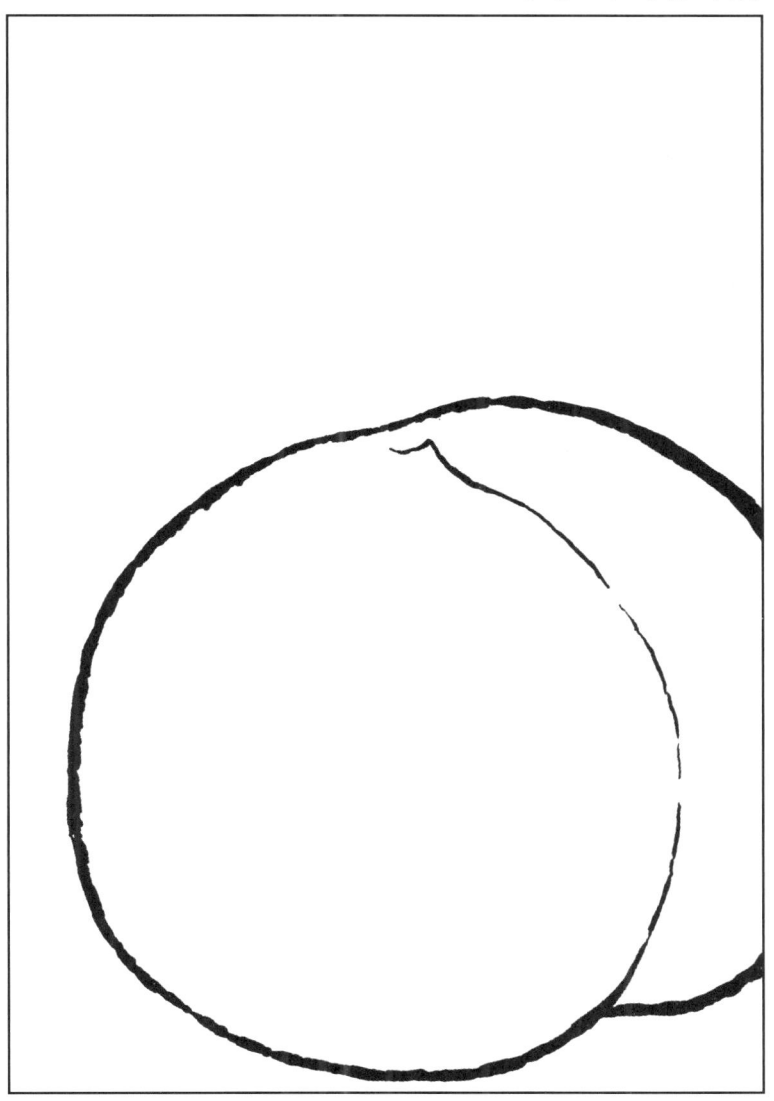

　　　년　　　월　　　일　　이름

복숭아

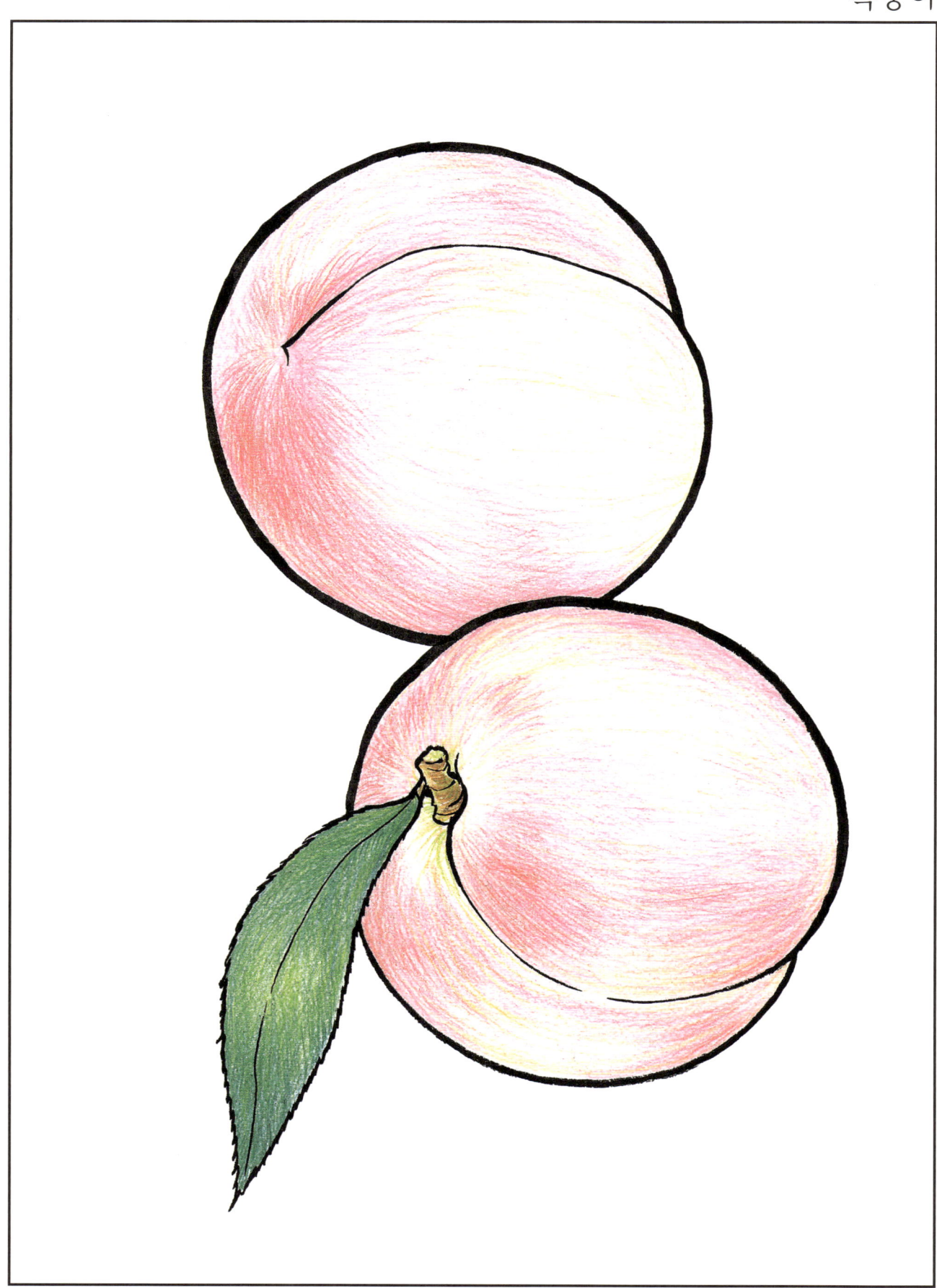

복숭아 (엽서용)

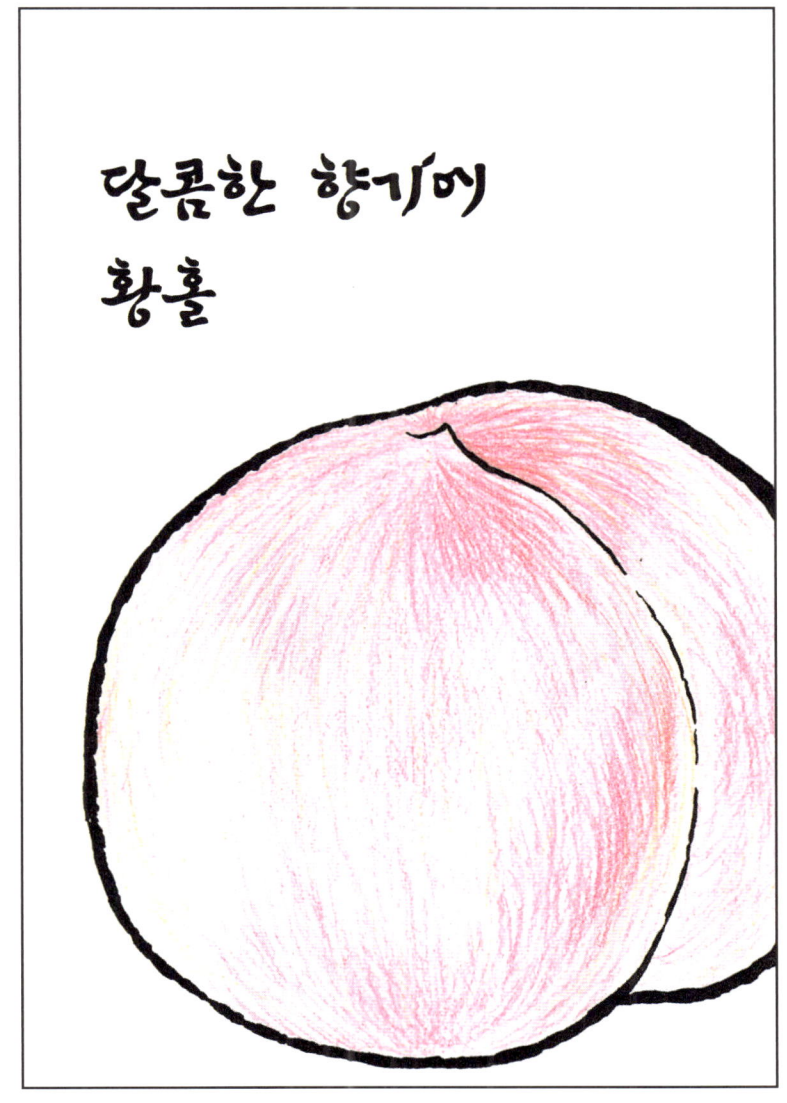

달콤한 향기에
황홀

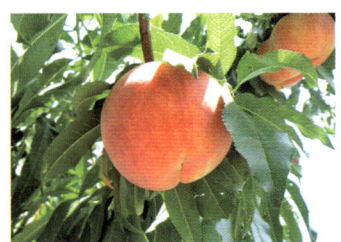

복숭아
원산지는 중국이며 세계로 퍼졌다. 변비 해소와 혈관 건강에 이로운 과일로 안티에이징 효과도 있다. 잎에는 염증을 억제하는 작용이 있고 껍질엔 해독작용이 있다.
맛있는 시기: 7~8월

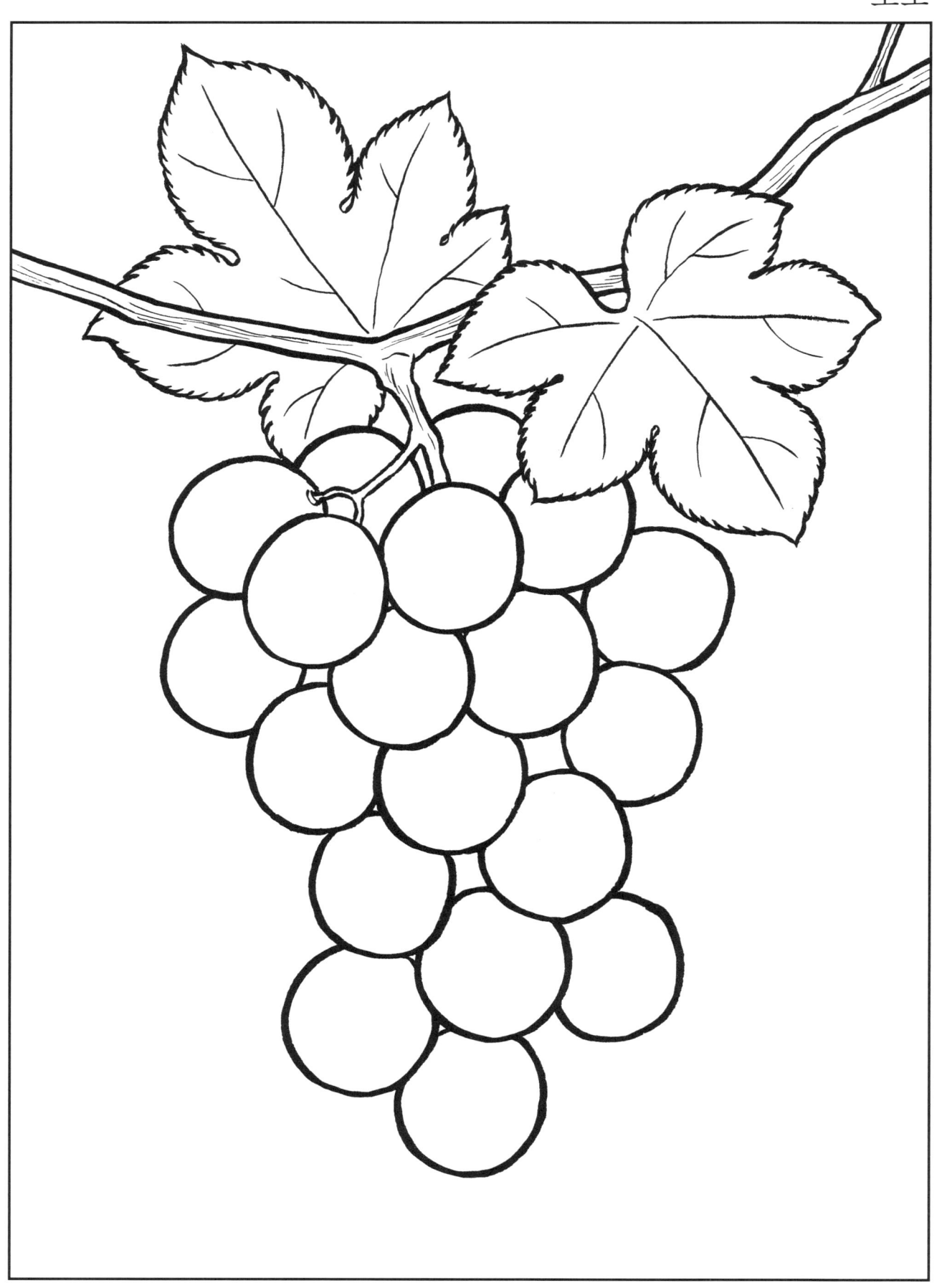

포도 (엽서용)

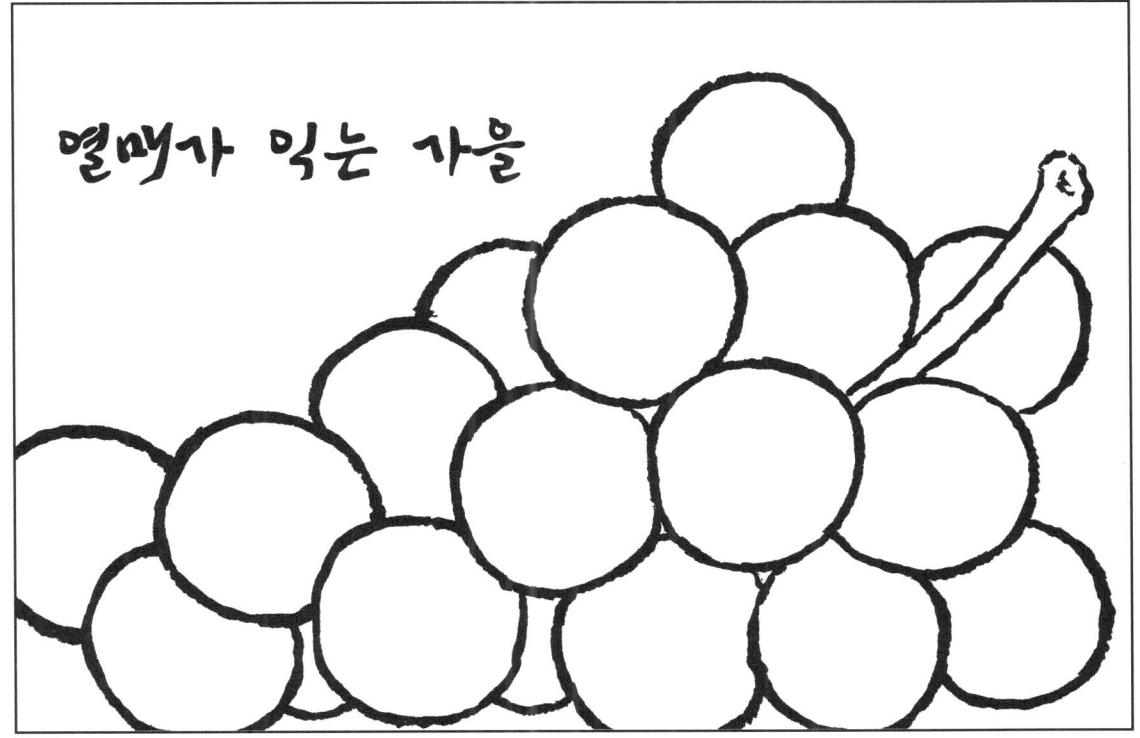

_____ 년 월 일 이름 _____

포도

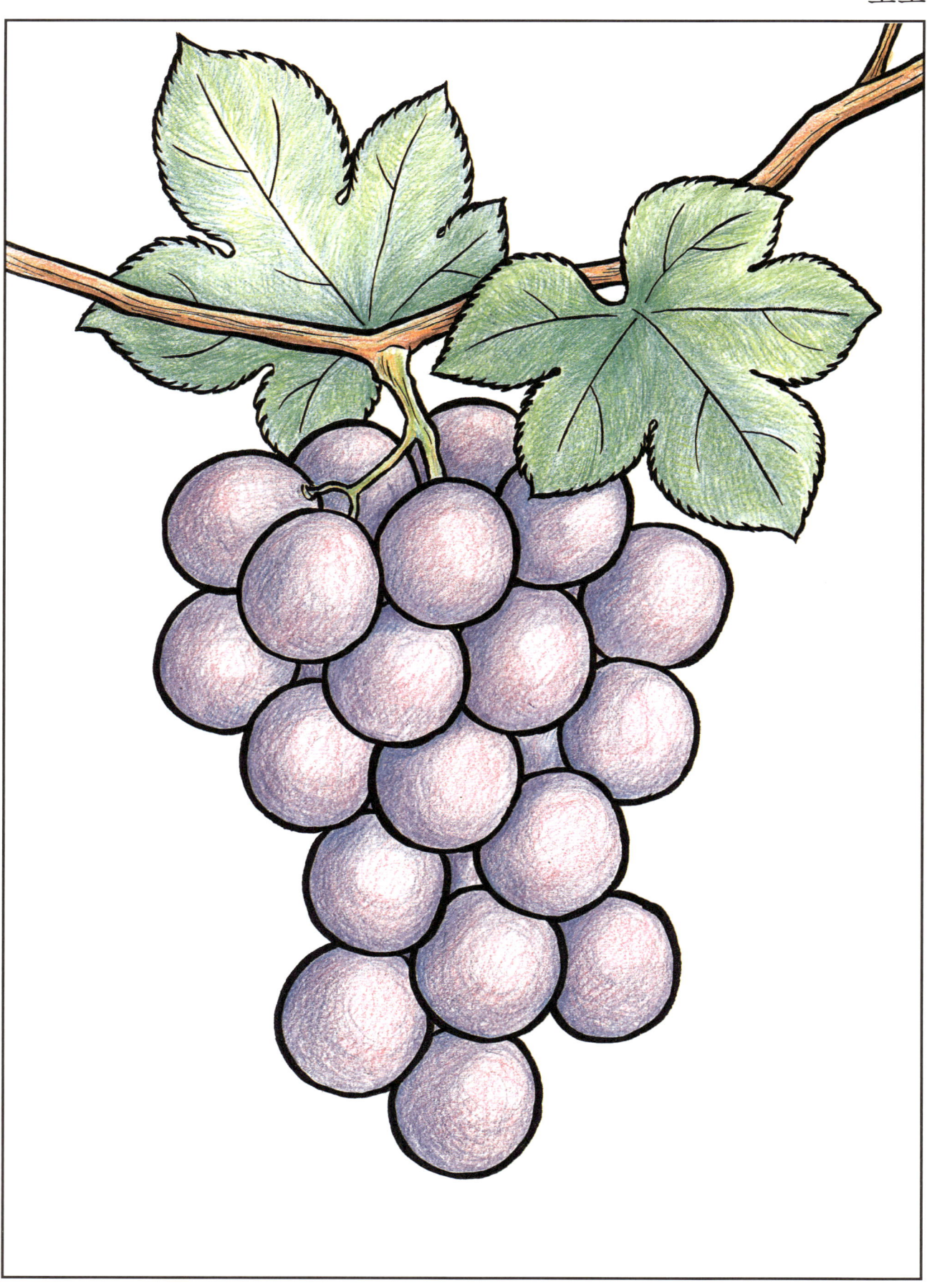

포도 (엽서용)

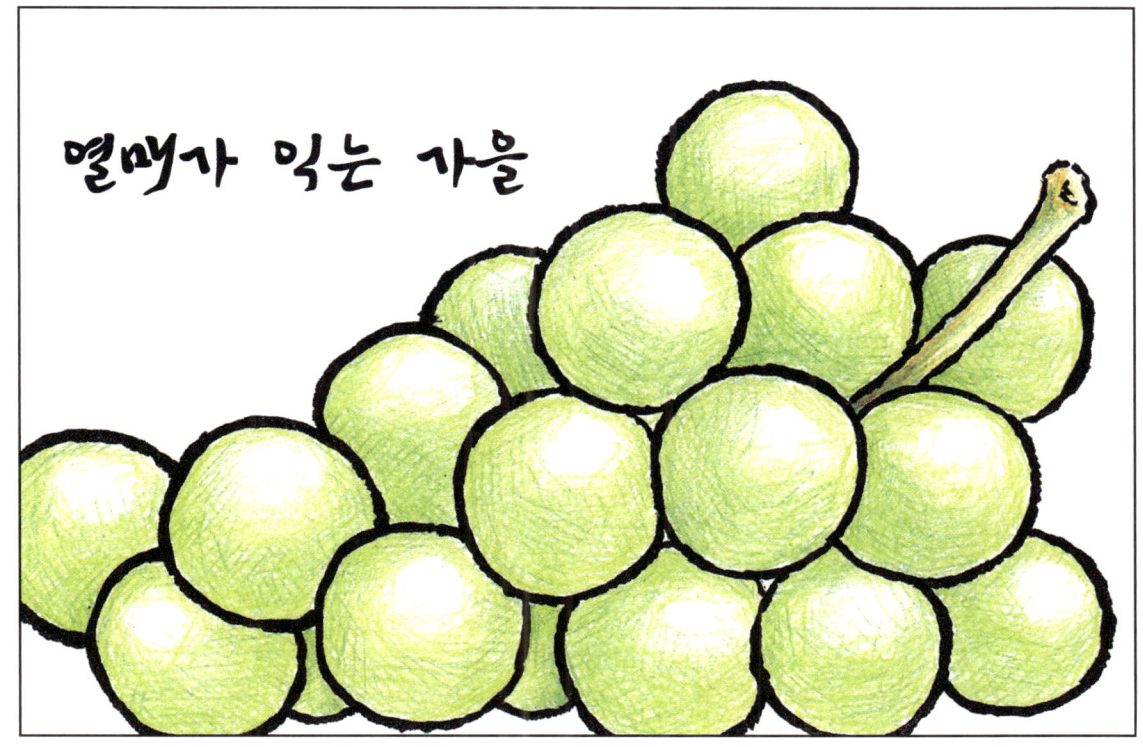

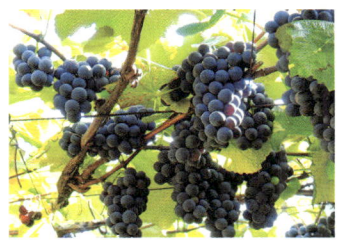

포도
우리나라에서 포도는 110년 전 경기도 안성에서 처음 재배되기 시작했다. 포도가 전 세계 과일 생산량 중 1위를 차지하는데 그 이유는 와인을 만들기 위해서다. 비타민 A, B, C, D가 풍부하고 피로회복과 신진대사를 돕는다.
맛있는 시기: 8~9월

과일 편 47

배 · 감 · 포도

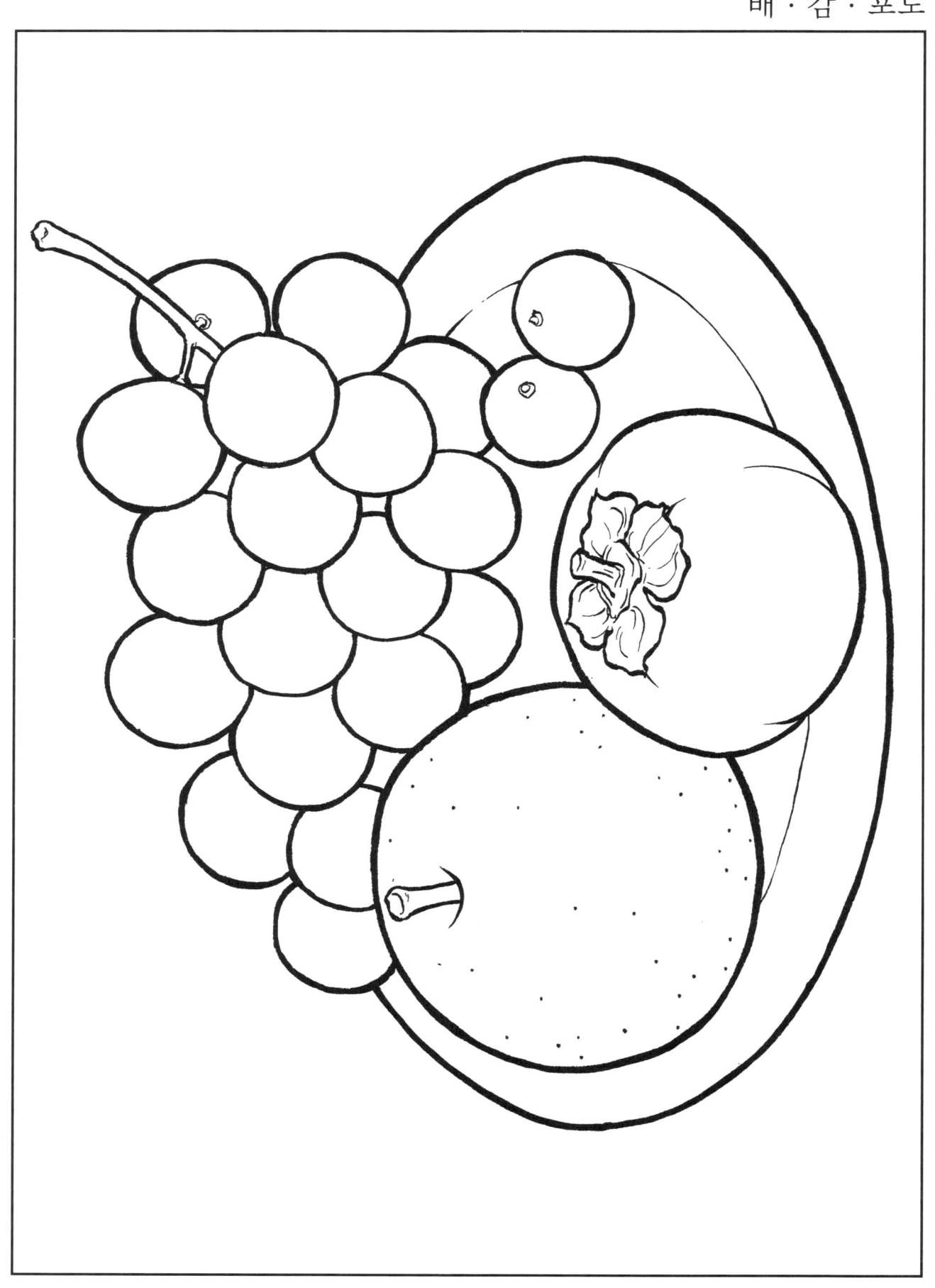

배 · 감 · 포도 (엽서용)

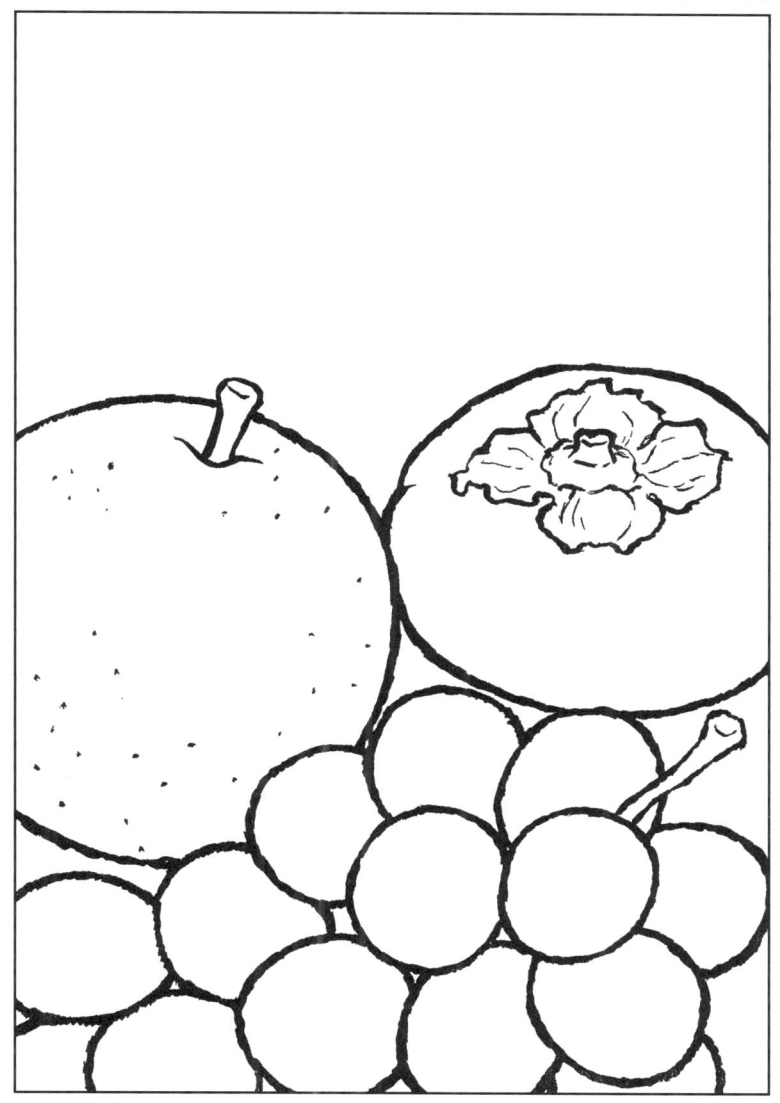

_____ 년   월   일   이름 _____

배 · 감 · 포도

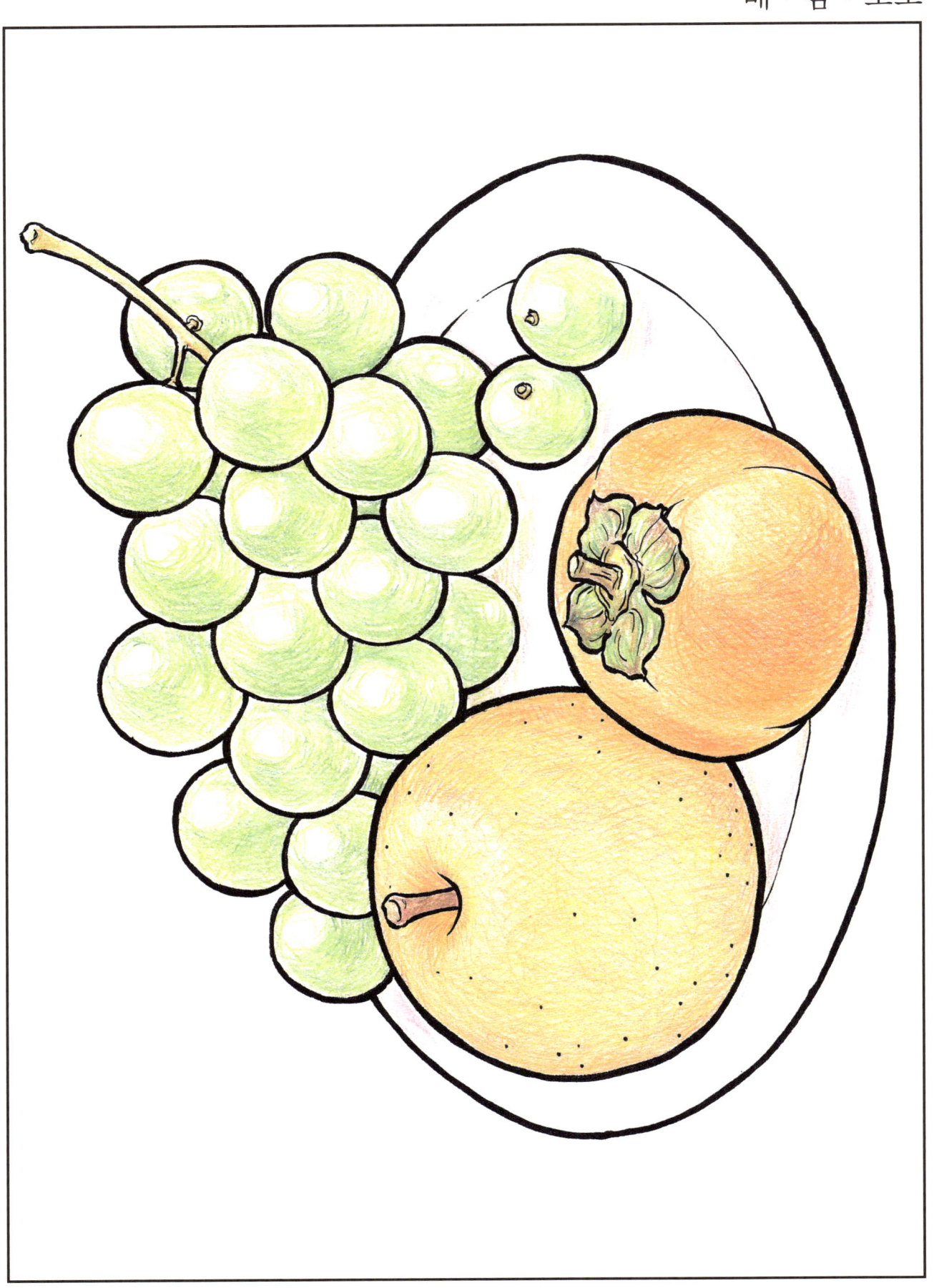

배·감·포도 (엽서용)

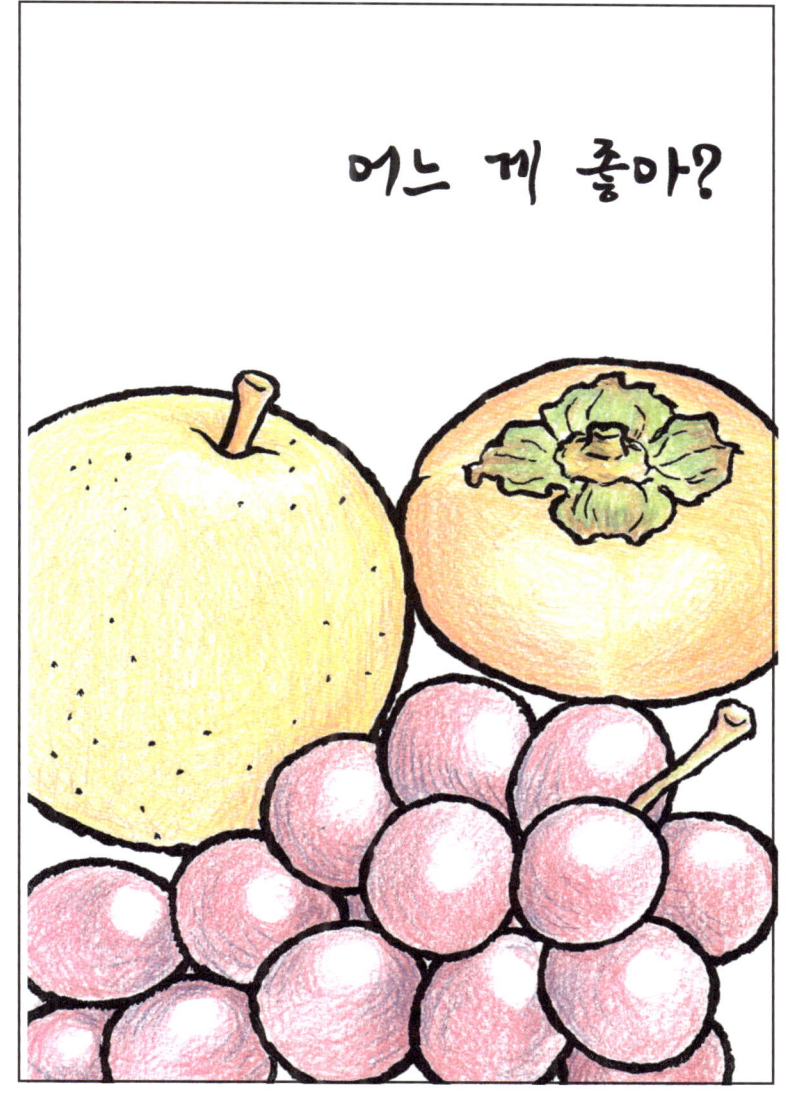

어느 게 좋아?

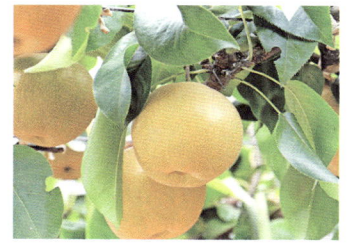

배
우리나라에서 배는 삼국시대 이전부터 재배된 과일로 기관지 질환에 효과가 있고, 배변과 이뇨작용을 돕는다. 가래와 기침을 없애고 해독작용도 있다. 배는 동음이의어가 많아서(한중일 공통) 말장난의 단어가 된다. 중국에선 연인끼리 먹지 않는다.
맛있는 시기: 8~10월

감

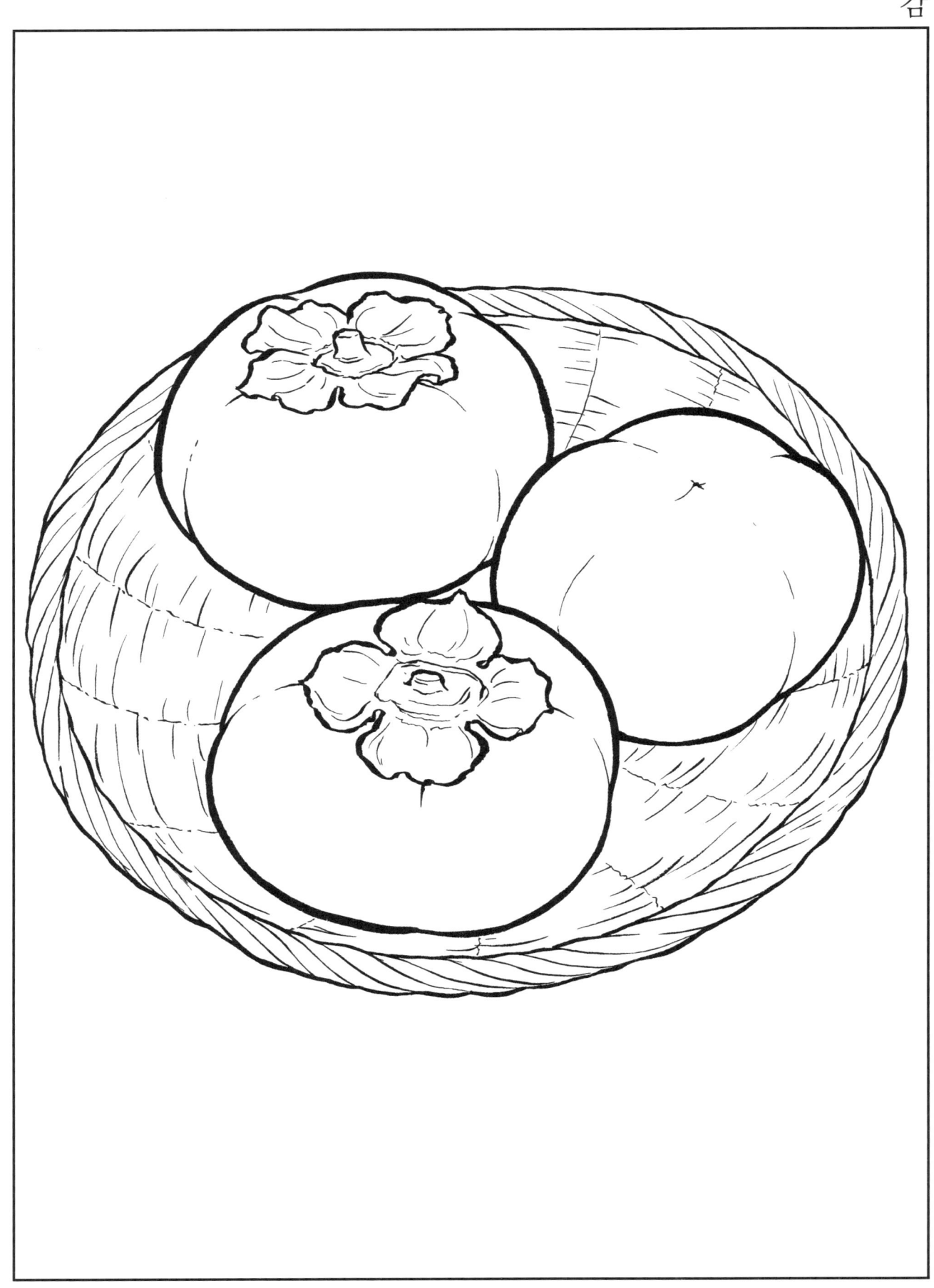

년   월   일   이름

감 (엽서용)

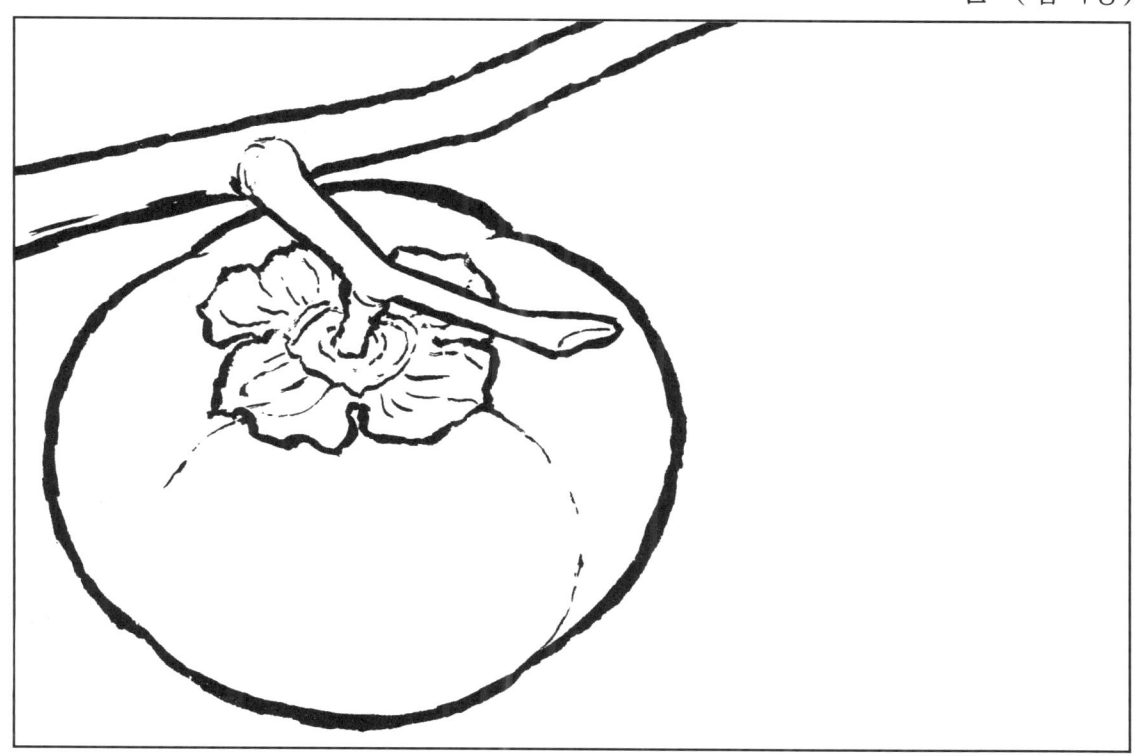

년   월   일   이름

감

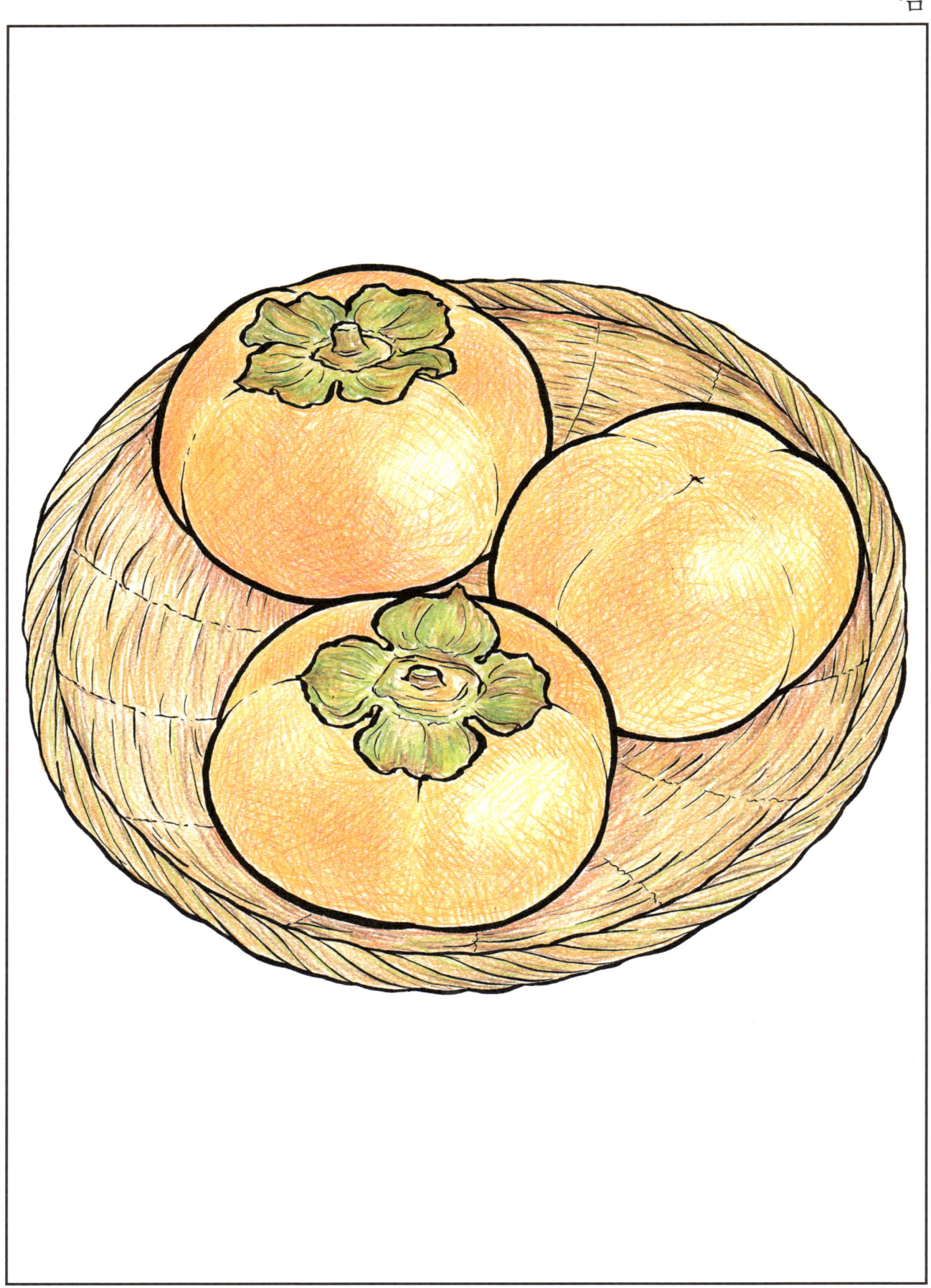

감 (엽서용)

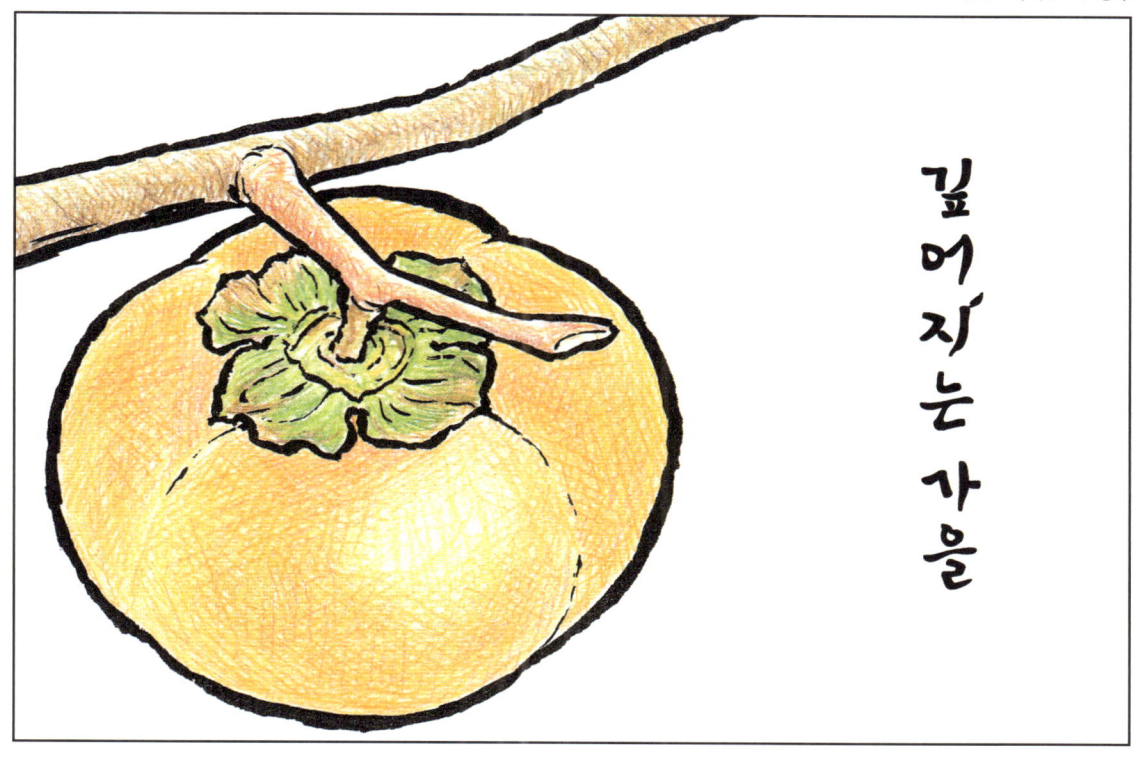

깊어지는 가을

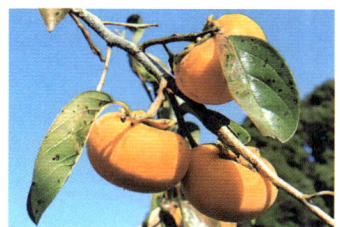

감
원산지는 중국과 인도로 온대 과수라서 우리나라 중부 이북에서는 재배가 어렵다. 우리나라의 재래종은 원래 떫은 감이고 단맛 나는 품종은 일본에서 들어온 것이다. 감은 감기 예방도 되지만 몸을 차게 하는 효과가 있다. 칼륨과 비타민C가 풍부하다.
맛있는 시기 : 9~10월

사과

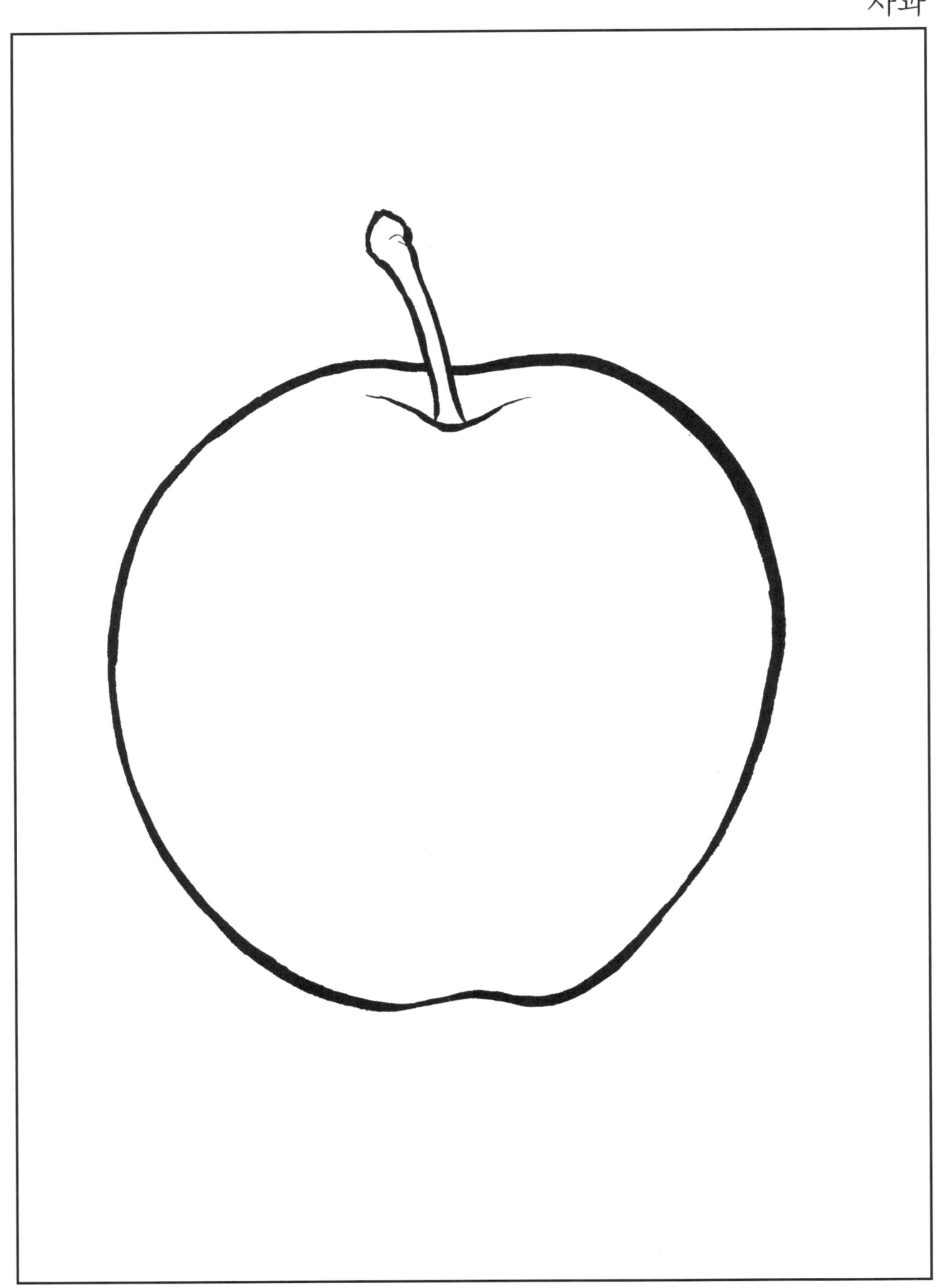

_____   년   월   일   이름 _____

사과 (엽서용)

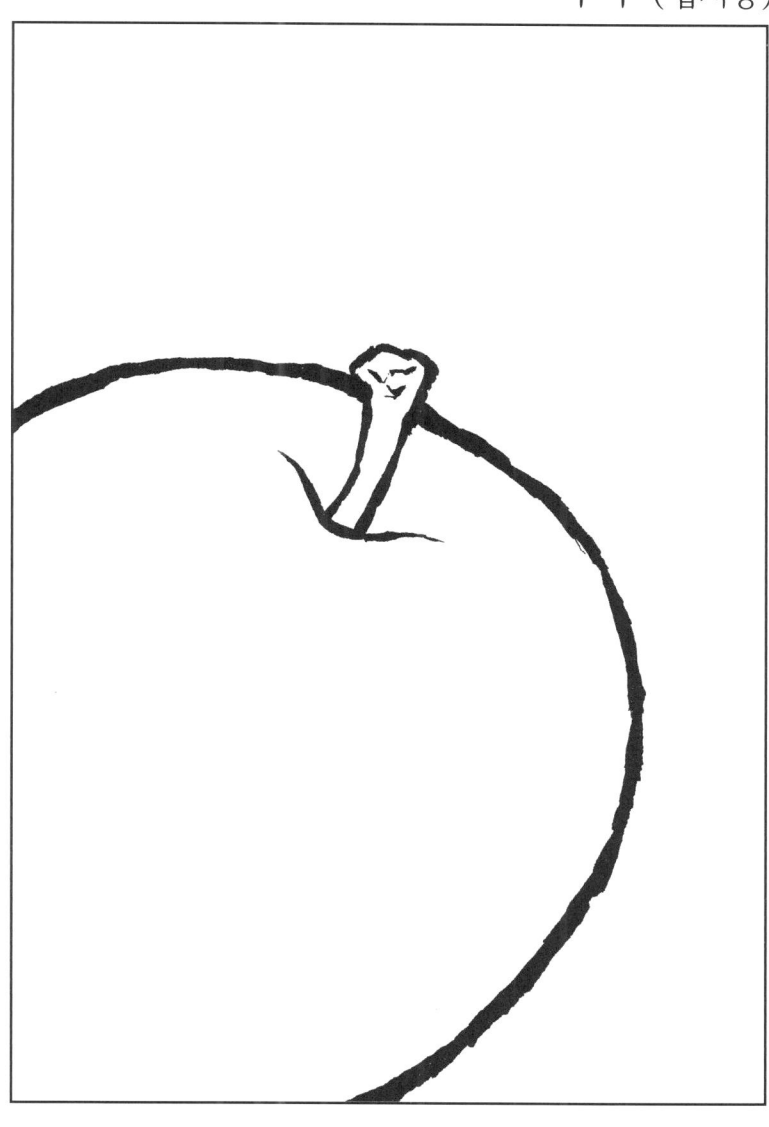

_____ 년   월   일   이름 _____

사과

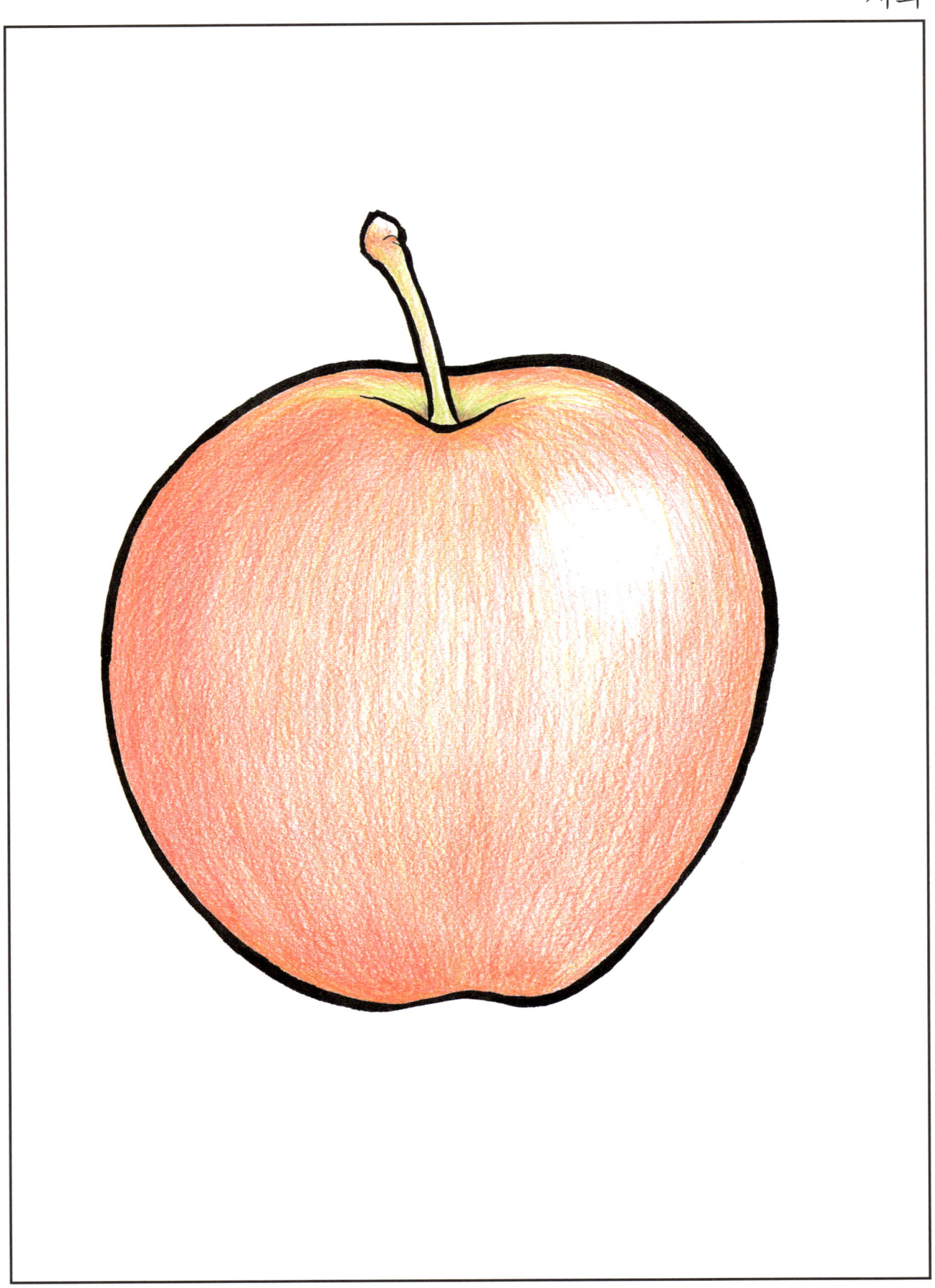

사과 (엽서용)

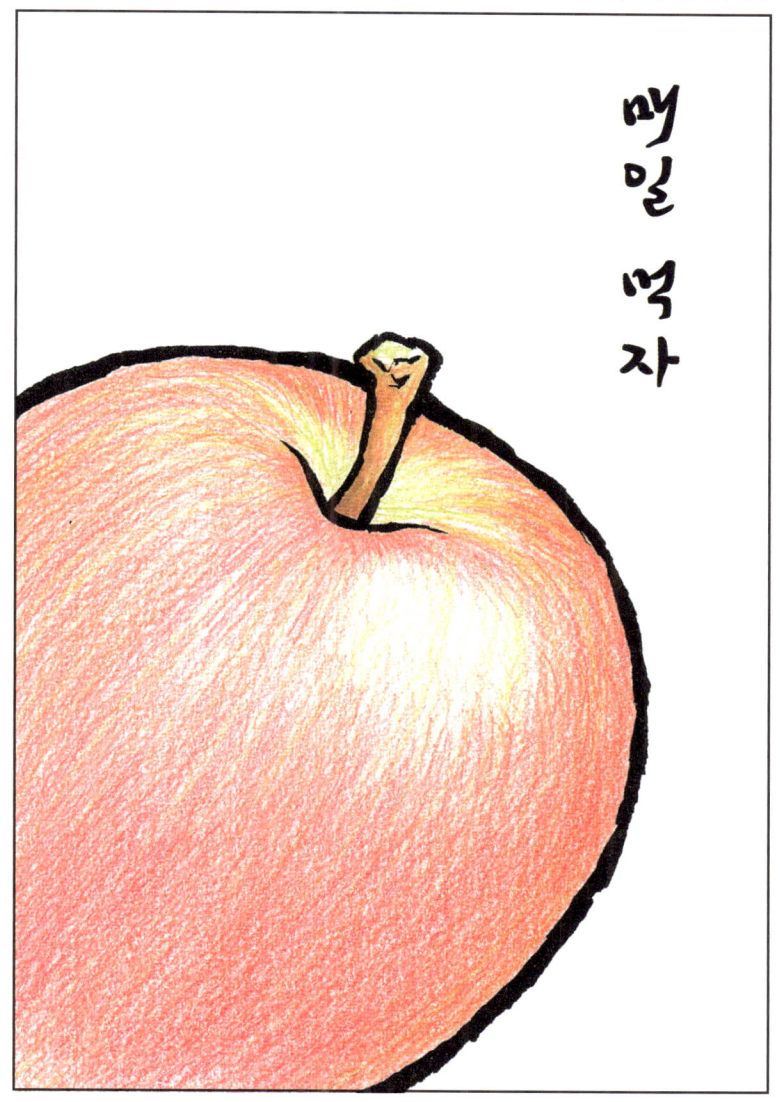

매일 먹자

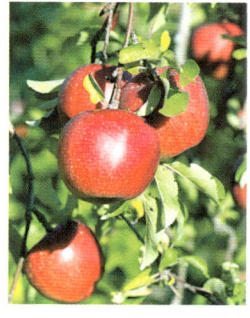

사과
인류가 먹는 과일 중 가장 오래된
과일이라고 한다. 영양가가 높고
고혈압 예방이나 혈중 콜레스테롤
저하, 변비 해소에도 효과가 있다.
맛있는 시기:10~12월

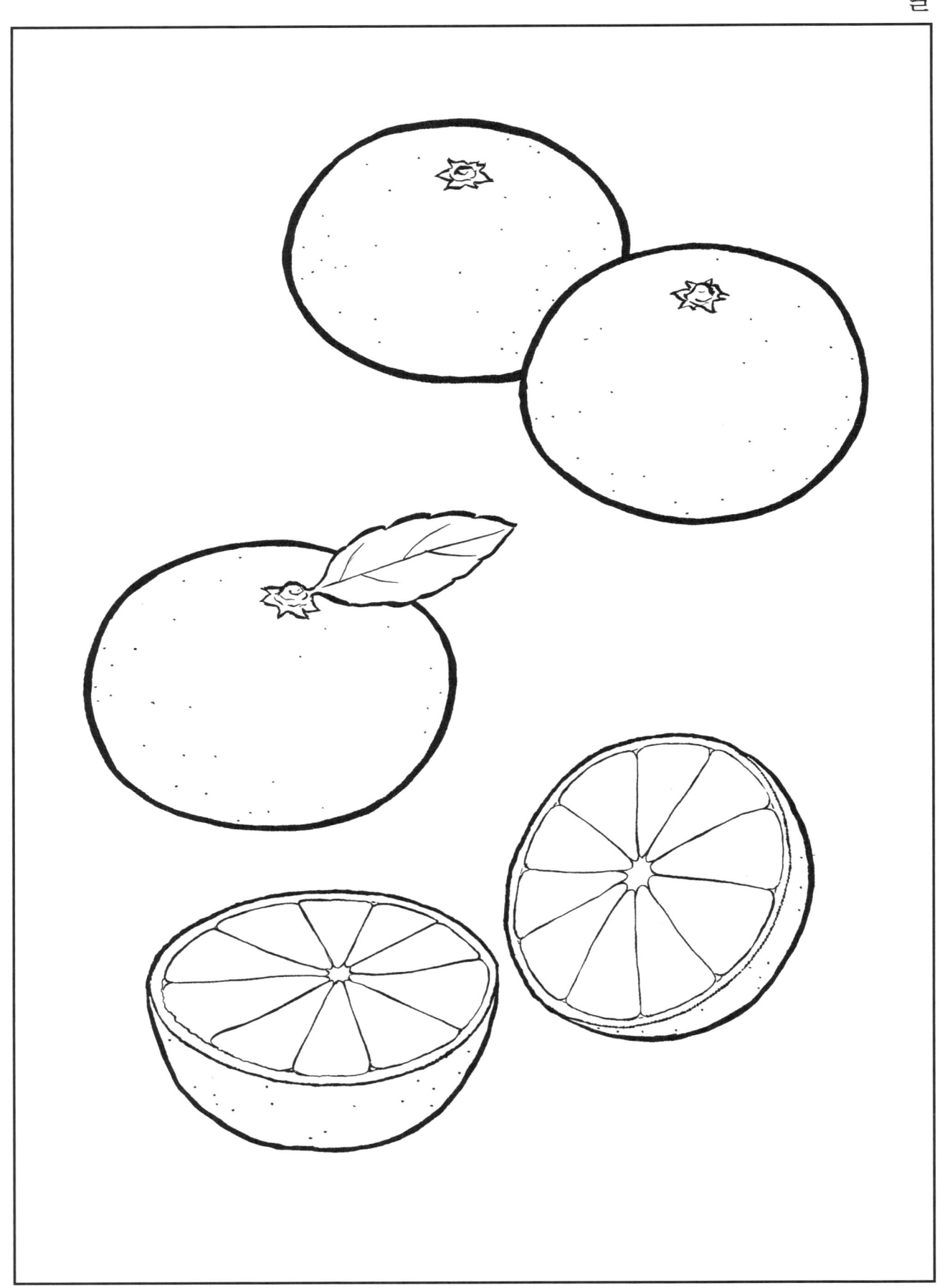

귤 (엽서용)

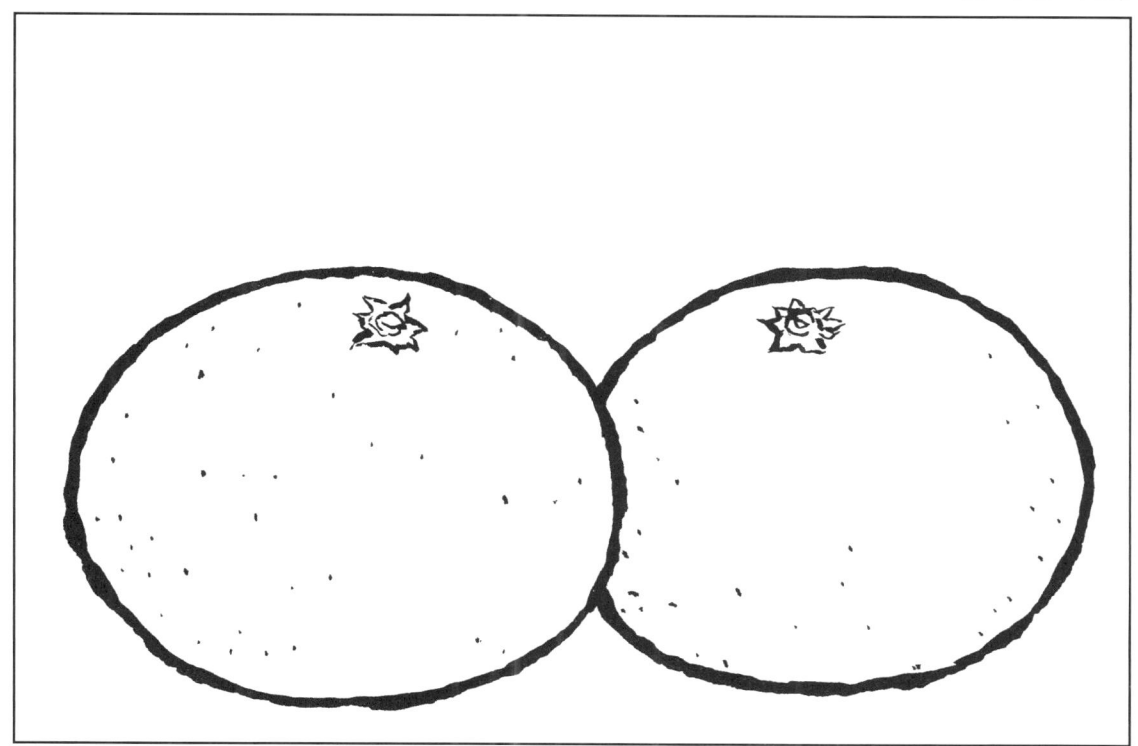

_____ 년   월   일   이름 _____

귤

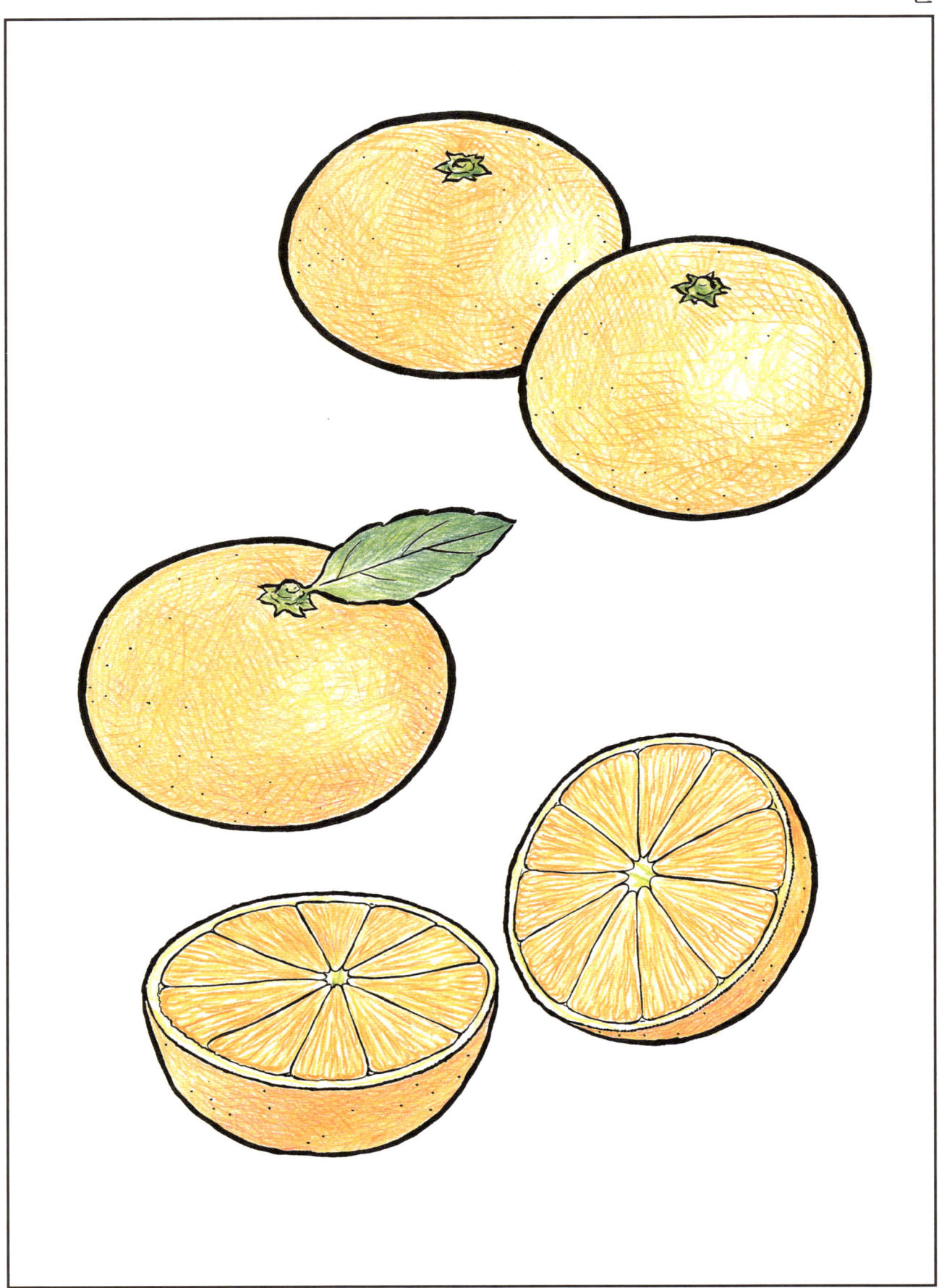

귤 (엽서용)

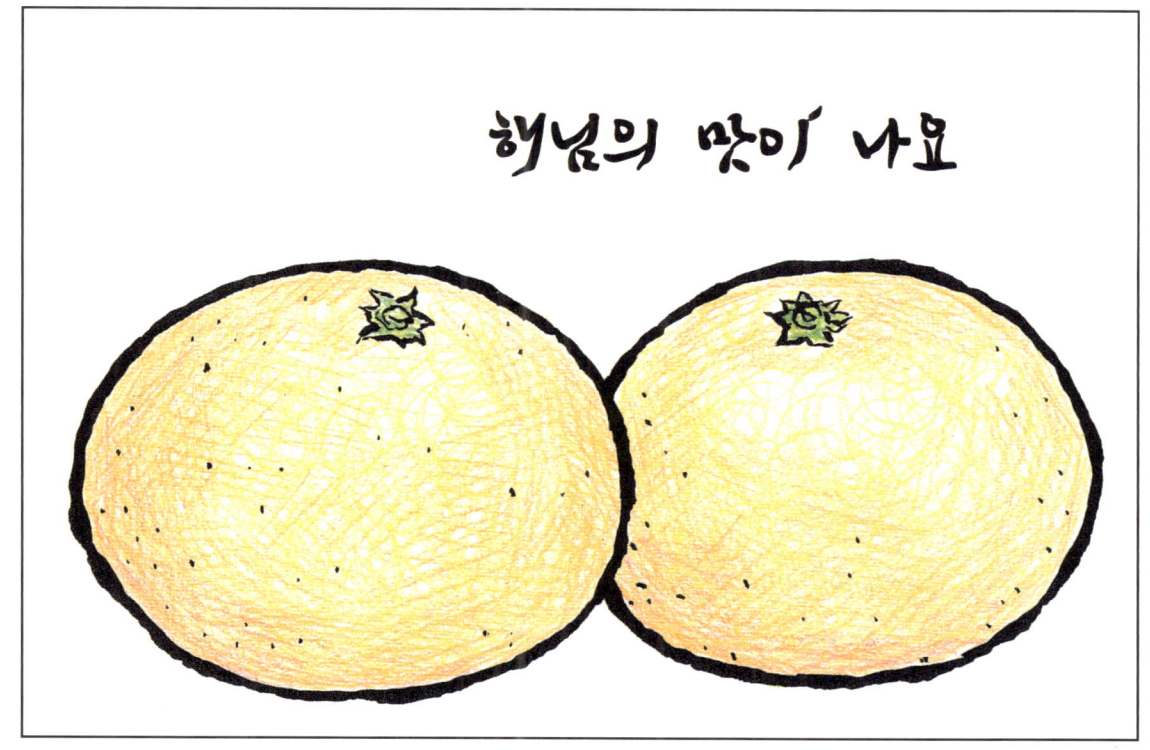

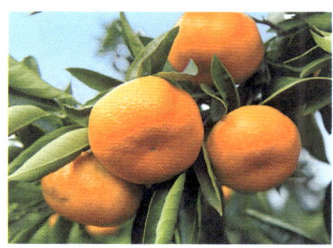

귤
귤은 한자어로 橘로 표기한다. 흰 섬유질에는 변비 치료 효과가 있어서 버리지 말고 먹는 것이 좋다. 비타민C가 풍부하여 감기 예방 효과가 있으며 구연산은 피로를 풀어 주고 신진대사를 원활히 해준다.
맛있는 시기 : 11~2월

그림엽서를 마음대로 그려보세요!

↓엽서 크기입니다.

모티브는 일상생활 안에 있습니다

· 계절을 알리는 꽃이나 새
· 행사에 관련된 풍물시
· 식탁의 풍경
· 여행의 추억 ……

주변의 사물에 눈을 돌려 마음이 가는 곳에서 그림엽서 세상이 시작됩니다. 감사하는 마음이나 기쁜 소식, 격려하는 마음, 일상적인 일들, 그림으로 말과 그때의 기분을 더해서 보내 보세요.

이 책에서 소개한 그림엽서입니다

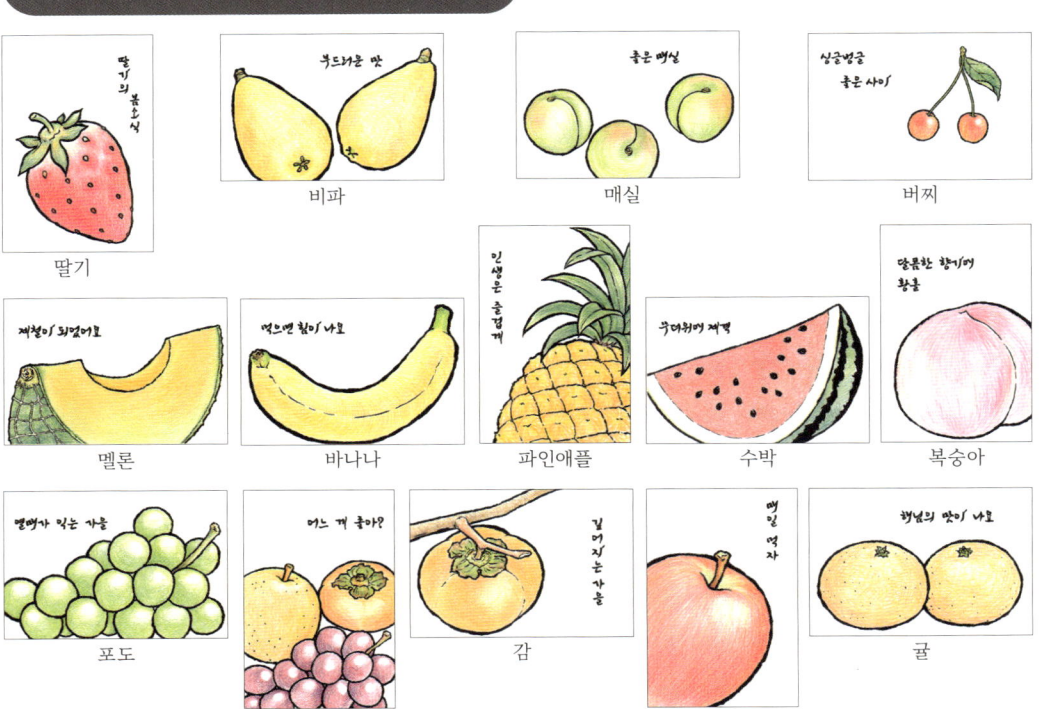

숫자는 월에 맞춰 적어 주세요
이 책의 그림엽서를 붙여도 됩니다
그린 그림을 붙이고 달력을 만들어 보세요

_____월

일	월	화	수	목	금	토

쉬운 색칠 그림
과일 편

초판 2쇄 발행 | 2024년 4월 25일

지은이 | 시노하라 키쿠노리(篠原菊紀)
디자인 | 최경은
제 작 | 선경프린테크
펴낸곳 | Vitamin Book 헬스케어
펴낸이 | 박영진

등 록 | 제318-2004-00072호
주 소 | 07250 서울특별시 영등포구 영등포로 37길 18 리첸스타2차 206호
전 화 | 02) 2677-1064
팩 스 | 02) 2677-1026
이메일 | vitaminbooks@naver.com

© 2022 Vitamin Book
ISBN 979-11-89952-73-0 (14650)
     979-11-89952-70-9 (세트)

잘못 만들어진 책은 바꿔 드립니다.